歩き方とストレッチ

アンチエイジングウォーキング

Anti Aging

環太平洋大学短期大学部学長・医学博士
古藤 高良

はじめに

二十一世紀の活動的な長寿社会をつくるためには、国民一人一人が長寿への感度を高め、しかも健康で生きがいのある「時のデザイン」が求められています。「時」とは、目に見えないもので、どのようにデザインするかは、たいへん難しいことですが、具体的には、年代に応じた健康づくり、からだづくりをプログラミングしていくことだと考えます。

ウォーキングは、強さや量を調整することで、あらゆる年代の人に対応できる最高の運動です。まさに、これからの時代にあったものといえるでしょう。

健康の本来の意味は、すべての病気を絶滅するというような夢のような話ではありません。すべての人が年齢や性別に関係なく、与えられ置かれた環境のなかで精一杯働く能力なのです。つまり、健康とは、ただ単に病気にならないという消極的な水準ではありません。現在もっている能力をどうやって活性化するか、衰えている能力をどうやって回復させるか、さらにはどうやって能力の自然低下を防ぐか……という非常に積極的なものでなければならないのです。

近年、精神神経免疫学では、ウォーキングは自律神経中枢にある間脳に働きかけ、体内のリンパ球の活性化をはかるだけではなく、大脳の新皮質にも働きかけて、ドーパミンの分泌をうながし、脳の活性化にもたいへん有効であることがわかってきました。

まさに、アンチ・エイジングそのものです。

さあ、勇気を出して第一歩を踏み出しましょう。

古藤　高良

Contents

『歩き方とストレッチ』〜アンチエイジング ウォーキング〜

Part1

ウォーキングで脳を活性化

年代別体力からアンチエイジングを考える 6
ウォーキングは脳を活性化 9
歩くだけで身体と脳を若々しく保てる 12
ウォーキング効果の3条件とエネルギー消費の工夫 16
心身の若さは健康な体重維持 19
「体脂肪」を減らすエネルギーの使い方 20
歩きは人類本来のエアロビック・システム 22
ウォーキングやストレッチで 下肢の筋肉を若々しくしよう 24
使わないとダメになる筋肉 28
ストレッチで心身の調和を 30
年代別 古藤式ウォーキングプログラム 32

Part2

健康ウォーキング

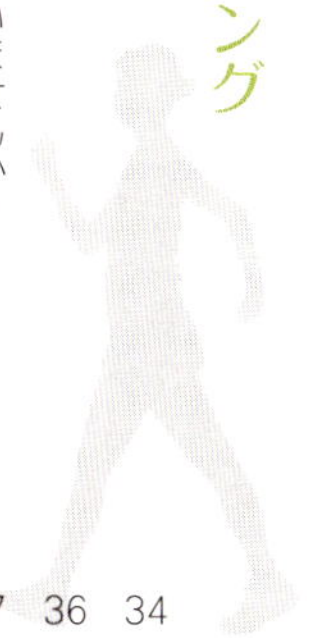

正しい歩き方 34
姿勢をチェック 36
こんな姿勢になっていませんか? 37
腕をしっかり振って歩く!! 38
腕の振りが大きいと腰も大きく回転する。 39
上りや下りの歩き方 40
こんな歩き方はやめよう!! 42
アンチエイジングウォーク① 古藤式コアストレッチウォーキング 44
アンチエイジングウォーク② 古藤式片腕回しウォーキング 54
アンチエイジングウォーク③ 古藤式両腕回しウォーキング 56
アンチエイジングウォーク④ 古藤式ブラジル体操ウォーキング 58
アンチエイジングウォーク⑤ 古藤式ランジウォーキング 60
アンチエイジングウォーク⑥ 古藤式ヒップアップウォーキング 62
アンチエイジングウォーク⑦ 古藤式ダイナミックウォーキング 64
ウォーキングのコツはリズムと呼吸 66

Part3

ストレッチがたいせつ

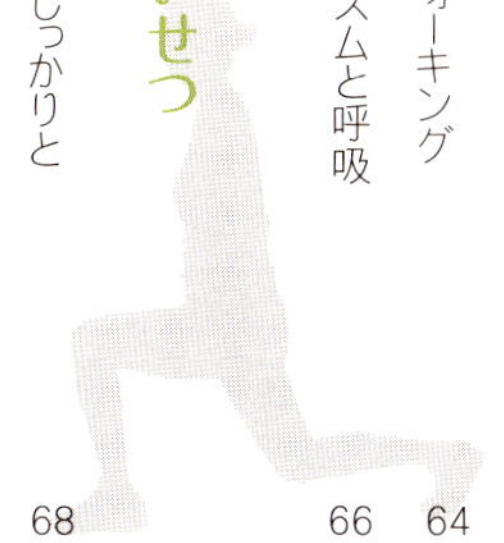

ウォーミング・アップと クーリング・ダウンをしっかりと 68
ストレッチで筋肉をほぐそう 69
部位別ストレッチで筋肉をウォーミング・アップ 70
・首 70
・肩 腕 背 72

Contents

『歩き方とストレッチ』〜アンチエイジング ウォーキング〜

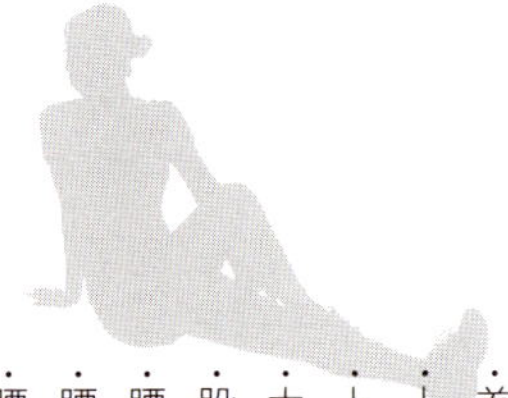

部位別ストレッチで筋肉をウォーミング・アップ

・肩 腕 太もも裏 74

・首 肩 背 76

・上半身 体側 78

・上半身 股関節 太もも 80

・太もも前面 82

・股関節 太もも内側・裏 84

・腰 太もも裏 86

・腰 お尻① 88

・腰 お尻② 90

・アキレス腱 91

身近なものを利用してストレッチをしましょう 92

Part4 健康になるためのヒント

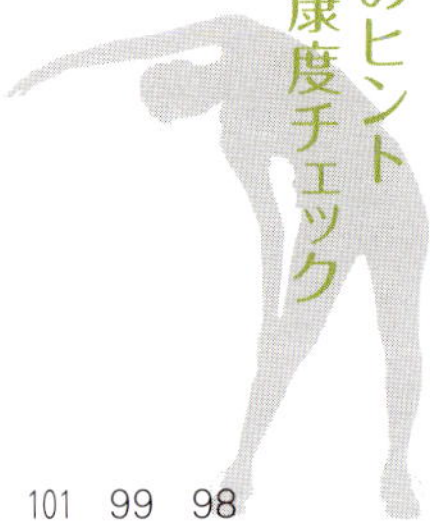

健康度チェック

身体の健康チェック 98

運動不足度チェック 99

健康生活度チェック 101

ストレス度チェック 103

食習慣度チェック 105

肥満度チェック 107

趣味を生かしたウォーキングで健康度アップ 109

足の健康度チェック 110

足の症状チェックポイント18 111

足の症状チェック 112

ウォーキングシューズのチェック・ポイント 116

Part5 体質改善ウォーキングプログラム

高血圧の人のウォーキングプログラム 118

高脂血症予防ウォーキングプログラム 120

糖尿病の人のウォーキングプログラム 121

やせるためのウォーキングプログラム 122

自律神経失調症克服のウォーキングプログラム 124

公益社団法人 日本タートル協会 126

Part 1

ウォーキングで脳を活性化

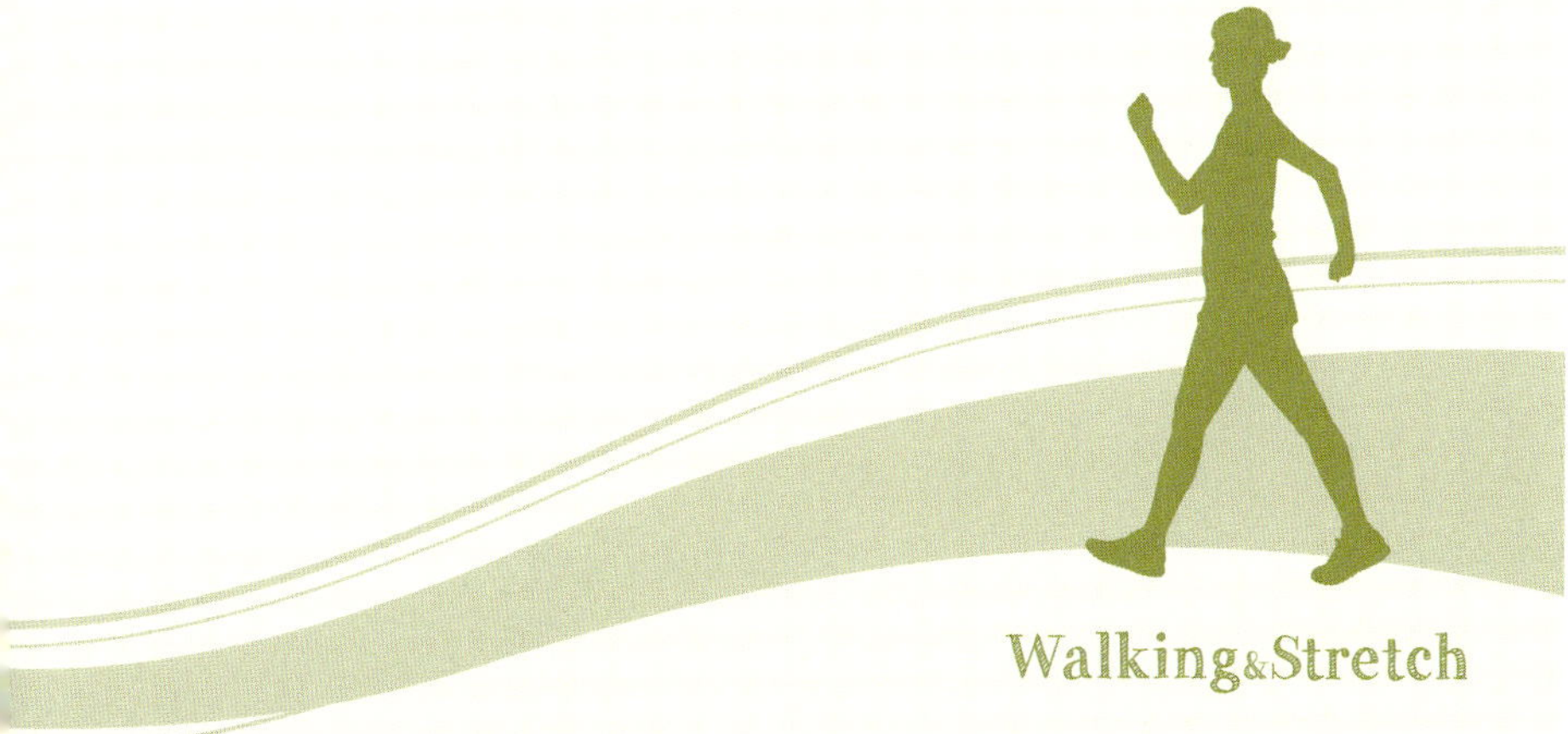

Walking&Stretch

年代別体力からアンチエイジングを考える

基本的には、体力は年齢とともに低下するのは誰しも避けられない現象です。グラフは加齢による体力の変化を性別、環境差を考慮せずに平均的にモデル化したものです。

したがって、細かく体力項目や生理的機能に分類していくと割合に違いが出てきますが、全体としてこのような低下が考えられます。

このグラフからわかることは、体力の問題をとらえるには、それぞれの年代によって異なった考え方をしながら、いかに体力を維持、または少しでも若返らせることができるかを考える必然性が生まれてくることです。

最高レベルにある体力
―「競技体力」20～35歳―

この年代では、個人の体力としては人生の中で最高のレベルにあるので、生活の中でことさら体力について深く考えることは少ないと思います。生活や生存のための体力、自立のための「生活体力」、活動的に動いている人生のいろいろな楽しみを享受するための「活動体力」、そうしたものが努力することがなくても備わっている年代です。

●加齢にともなう体力の低下と目標体力

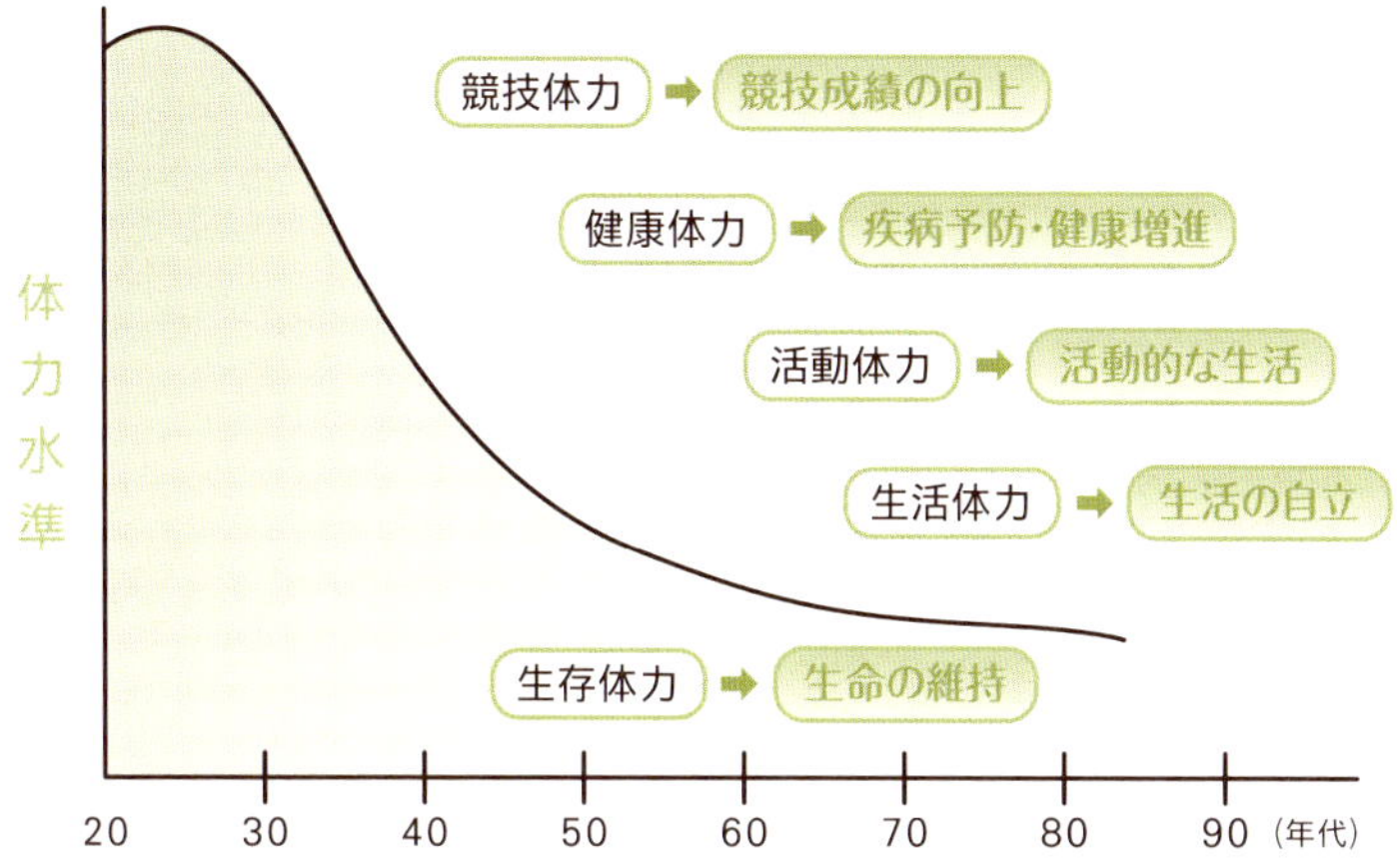

この年代は、**よりスポーツをハードに楽しんだり、競技として楽しんだりするための積極的な体力**です。

生活習慣病予防のための体力を養う
—「健康体力」35～55歳—

しかしながら、年齢を重ねるにしたがって、体力のレベルは少しずつ下降していきます。そのために、20～30歳代の高いレベルでは見られなかった下位レベルの体力が次第に顕在化してきます。この35～55歳の段階において問題になるのは「健康体力」です。

この年代では特に生活習慣病が具体的に表面化してきます。**生活習慣病に対する体力も養わなければならない**ので、この年代の健康づくりのための体力を「**健康体力**」ということばで表現したいと思います。

生活を楽しむための体力
―「活動体力」55～65歳―

55～65歳くらいの年代に表面化してくるのは、「活動体力」の問題です。男性の場合は、定年をむかえる時期で、新しく自分の生活の設計をたて直す時期でもあります。女性の場合は、骨粗鬆症《こつそしょうしょう》の問題など、大きく骨に変化が現れる時期です。

そこで、生活を重視した自分なりの生活設計をするための健康や体力が大きな問題になってきます。より積極的に**自分の好みの生活を享受するための体力を考える年代**なので**「活動体力」**と呼びます。

基本的生活を維持・改善する体力作り
―「生活体力」65歳以上―

この年代では、本当の意味での〝**生活の質**〟というものが**日常生活の中で密着した問題になってきます**。具体的には、自分の思っていることや考えていることができるか否かの体力です。

生活レベルで考えると、生活の自立を助けるための体力ということで、**日常生活における動作を自分でするための体力**です。この年代の問題は「生活体力」になります。

＊　＊　＊

以上の年代別体力から「健康体力」年代の後半から「活動体力」の年代にかけてのアンチエイジングを考えると、自分に合ったスポーツやウォーキングなどを、楽しみながら体力の向上を考えてみる必要があるといえます。

ウォーキングは脳を活性化

健康意識が高まり、朝早くから夜まで屋外であるいはトレーニングジムで運動をする時代になりました。しかし、いつでも、どこでも気軽に運動をするとなると、集団競技やテニスなどの対人的スポーツは、相手の都合や場所の確保などでいつでもどこでも気軽にというわけにはいきません。

ウォーキングやランニングは昨今の健康志向ブームで大人気です。自分の時間の都合さえつけば、ちょっと外に出て気軽にできます。しかし、いきなりランニングとなると、身体にかかる負荷が心配、腰や膝《ひざ》を痛める可能性も高くなります。

そこで、身体を慣らしながら安全に運動しようと考えている人におすすめしたいのがウォーキングなのです。そして、ウォーキングで脳を活性化することで、アンチエイジングの効果があり、若々しい健康体を維持することができます。

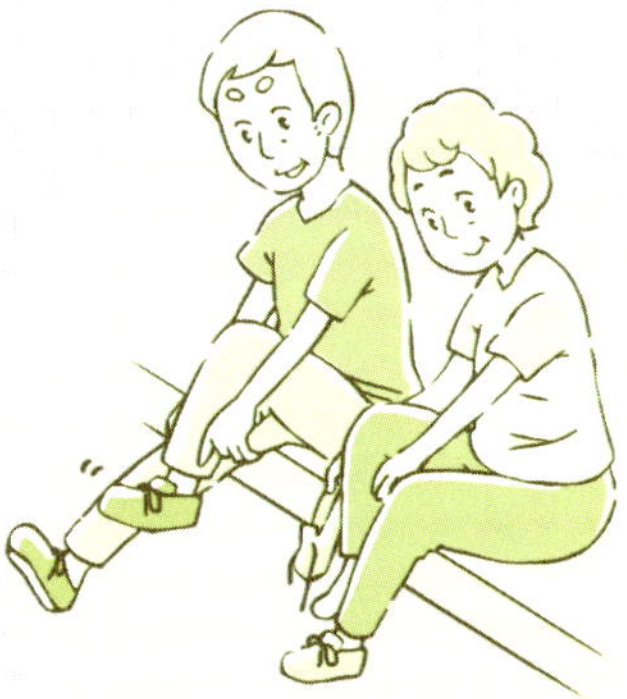

緊張筋を使って脳を刺激

私たちの身体には何種類の筋肉があるか、ご存知ですか？ なんと驚くなかれ、650種といわれています。その**筋肉のうち約3分の2が下半身についています。**労働科学研究所の斉藤博士がおこなった研究でたいへん興味深いものがあります。斉藤博士は人体のヘソを真ん中として分けて、上半身と下半身でそれぞれの筋力を測定しました。その結果ヘソから上、つまり上半身では握力、背筋力、腕力に関して、60歳代になっても20歳代当時の70％の筋力を保っていることがわかりました。それに比べてヘソから下の下半身、つまりその主なる脚力は、20歳代に比べるとなんと40％程度の筋力まで落ちていることがわかったのです。

以上のことからいえることは、**身体の各部の中で、衰えが早くやってくるのは足**であるということです。言い換えてみれば、**足を鍛えて衰えを食い止めればアンチエイジングの健康体を維持できる**ということです。

衰えといえば、筋肉と脳細胞との関連も見逃すわけにいきません。人間の筋肉繊維には**相性筋**《あいしょうきん》と**緊張筋**《きんちょうきん》の2種類があります。

相性筋というのは「跳んだり走ったり」する運動で太くなります。

もう一つの緊張筋はその筋肉繊維が脳細胞と密接なかかわりをもっていて、「立ったり歩いたり」という日常の基本的動作をおこなっていないとだめになってしまう筋肉です。

ですから**ウォーキングによって緊張筋を使い、それらの筋肉を動かす脳細胞を刺激しておくことが思考力などを高め、アンチエイジングの健康体を作るのです。**

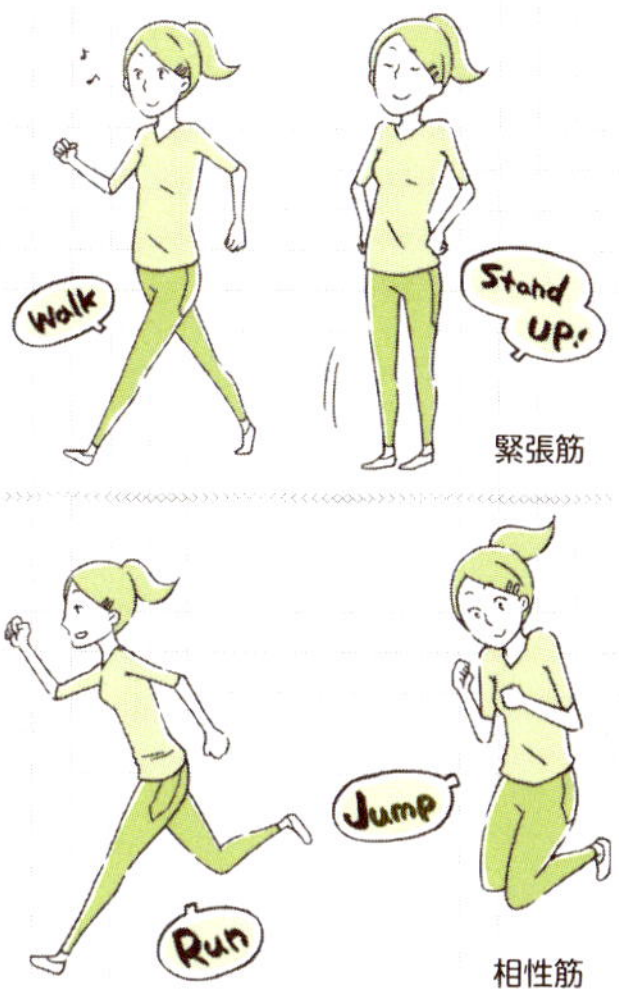

足は第2の心臓

足を動かすことの役割として大事なことの一つは、筋肉のポンプ作用です。動脈は多くの酸素を含んだ血液を全身のすみずみまで、ポンプの役割をもった心臓から送り出します。

その一方で静脈は、血液をポンプである心臓に押し戻すという役割があります。その静脈には多くの弁が付いていて、血液が逆流してしまうのを防ぐ役目をしているのですが、この弁が筋肉の強さとかなり密接な関係をもっていることがわかっています。

運動不足になると全身の筋肉がたるんでしまいます。そうすると静脈内の弁が開きっぱなしとなり静脈の血液は逆の方向に流れて、腕や脚の部分などに血液がたまって「循環障害」を起こし、心臓に大きな負担をかける結果になります。

こうならないためには、先にお話しした全身の筋肉の3分の2が集中している**足を動かすことこそ、血液の循環を助ける最善の方法**といえるのです。

心臓から遠くにある「足」ですが、そのように心臓の働きを助けるので**『足は第2の心臓』**とも呼びます。

歩くだけで身体と脳を若々しく保てる

脳のしくみ

私たちの脳は内側から外側に向けて、3つの層をなしています。わかりやすく人間の脳をアンコのつまった「まんじゅう」と考えてみましょう。

脳という「まんじゅう」を2つに割ってみると。中心にアンコがあって、そのまわりを皮で包んでいます。さらに皮は薄い表皮でおおわれています。

中心のアンコの部分は、すべての脊椎動物《せきついどうぶつ》にある「脳幹《のうかん》」と呼ばれる部分です。この脳幹は、息をすること・心臓を動かすこと・眠ること・血液の循環・排泄など生命維持に必要な機能をすべてつかさどっています。

アンコのまわりの皮を「大脳辺縁系《だいのうへんえんけい》」といいます。これも、脊椎動物には備わっていて、生きていくために必要な〝本能〟をつかさどっています。「食欲・性欲・群れる欲」という動物の三大本能はここが支配しています。

大脳辺縁系を包む薄い皮を「大脳新皮質《だいのうしんひしつ》」といいます。その厚さはおよそ2.5ミリで、たくさんのしわが寄っています。そのしわをきれいに伸ばすと、新聞紙1枚ぐらい広さになります。

このような脳の三層構造は脳の進化の過程

●脳の働きと運動

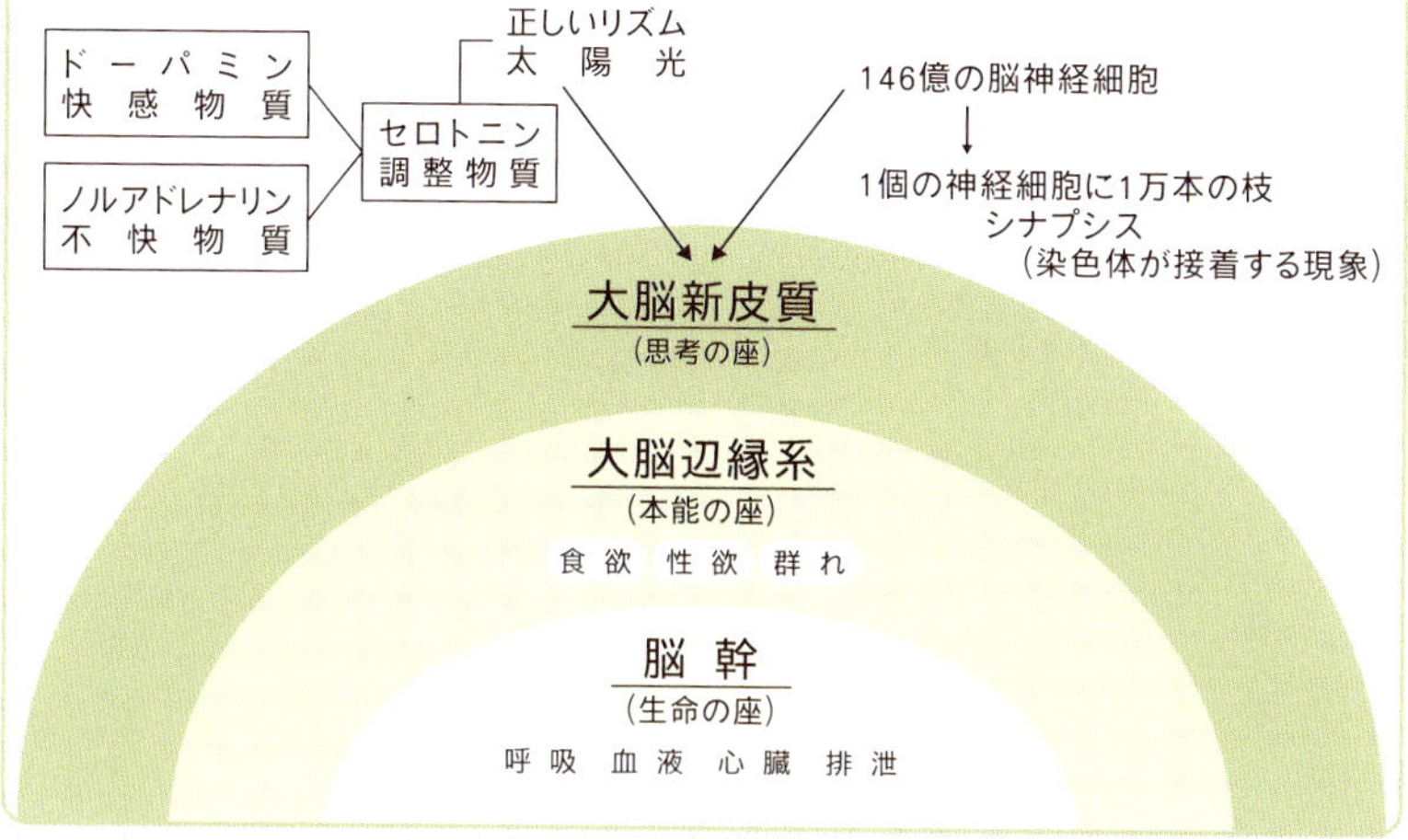

を表し、内側の脳を包みこむようにして、動物は進化をしてきました。そして、いちばん外側の大脳新皮質こそが人類が百数十万年かけて育ててあげてきた〝進化の結実〟なのです。

大脳辺縁系に起こるたんなる性衝動を、愛や恋という複雑な感情に昇華させるのはこの部分が担っています。また、快・不快という単純な感情を創造性にまで高めたものも大脳新皮質のなせる技です。

命にかかわる脳幹を包むようにして、「本能の脳」である大脳辺縁系があり、それをおおうように人間の「考える脳」である大脳新皮質があります。これが、脳の進化の過程そのものなのです。

歩くだけで脳の全体が刺激される

歩くことによってわき上がる動物としての快感は、脳幹を通り、大脳辺縁系から大脳新皮質へと到達します。恋も同じです。脳幹によって無意識のうちに生じる生きることへの根元的な食欲・性欲・そして群れる欲求がもとになって大脳辺縁系の部分を刺激します。この本能を大脳新皮質がコントロールしながら、あこがれやときめき、あるいは創造性へと発展させていきます。

このように、**歩くことも恋することも、脳のそれぞれの部分を高い水準で活動させる働きをもっています。**言いかえれば、脳を若々しく保つということなのです。

＊　＊　＊

歩くだけで身体と脳が若々しく保てるのはなぜかということをもう少し詳しく見てみましょう。

私たちは日ごろ忘れてしまっていますが、二本足で立って歩くということは実は並大抵のことではないのです。

ハイハイしていた赤ちゃんが、つかまり立ちから、一歩を踏み出すまでにはかなりの時間がかかります。これは、たんに足の筋肉の発達だけでなく、二本の足でバランスをとって歩くという脳の回路設計に時間がかかっているのです。赤ちゃんの脳も人間の進化の過程をたどって成長しています。まず、生きていくうえで欠かせない脳幹の部分と、おっぱいを飲んだり、快・不快を泣き声で訴えたりする本能をつかさどる大脳辺縁系が先に発達します。少しずつこれらの神経回路がつながって、やがてものを考えたり、自分の意志を伝えたりする大脳新皮質が発達して、ここが〝司令塔〟となります。こうして本能の脳である大脳辺縁系を少しずつコントロールできるようになります。

この頃になると、赤ちゃんは少しずつ歩けるようになっていきます。さらに、大脳新皮質が発達して、よちよち歩きの段階を経てスピードをコントロールして歩けるようになっていきます。

大脳新皮質も多くのブロックに分かれていて、

このブロックと統括しているのが前頭前野《ぜんとうぜんや》という「知の司令塔」です。ここには言語中枢の一部や運動をつかさどる感覚野《かんかくや》、視覚や聴覚、味覚をつかさどるブロックなどから情報が送られてきます。「知の司令塔」である前頭前野でこれらの情報が統括され、「意志」や「行動」が決定されています。

こうした複雑なネットワークを総じて、脳の働きといっています。**若々しさを保つということは、大脳新皮質のネットワークが生き生きと機能して**いるということです。

歩き続ける限り「脳年齢」を若く保てる

私たちは一歩踏み出すごとに、**足の筋肉から大量の情報が神経を伝って大脳新皮質の運動をつかさどる感覚野にとどきます。**脳への情報伝達速度は実に秒速100mを超えています。そして、脳から次々に指令を受けながら足の筋肉が動いて次の動作につながっていきます。さらに歩くためには、目や手など、身体のいろいろな感覚を使っています。これらの情報もすべて大脳新皮質に届きます。

こんな複雑なことを一歩ずつおこなって私たちは歩いています。この膨大な情報のやりとりが、そのまま脳を活性化させることにつながっています。

私たちは、日ごろ脳の存在を意識しているわではありません。それでも、歩いているだけで無意識のうちに脳のネットワークは複雑で活発な動きをしています。つまり、歩き続ける限り「脳年齢」を若く保てるということです。

ウォーキング効果の3条件とエネルギー消費の工夫

運動効果の3条件

日本人の成人は、毎日200～400カロリーほど摂りすぎているといわれています。よくいわれている「1日1万歩」でのカロリー消費は、約300カロリーです。ところが、「1日1万歩」を実現するには、約2時間が必要です。ただ、歩くだけで1日2時間を確保するのは大変です。

私の研究室所では、次の3条件を同時に実行することで、十分運動効果が得られることがわかりました。

その3条件とは、

①時間↓運動は10分以上継続する。
②頻度↓運動は週2回以上実施する。
③強度↓運動は有酸素運動であること。

10分ぐらいならいつも歩いているように思えますが、日常生活では、400メートル歩くのには約6分かかります。駅まで20分歩いたとしても途中で信号などで何回も止まっていると運動の効果が思うように発揮されません。

また、頻度についても週の回数が多くなれば効果もあがりますが、40歳代以上では毎日

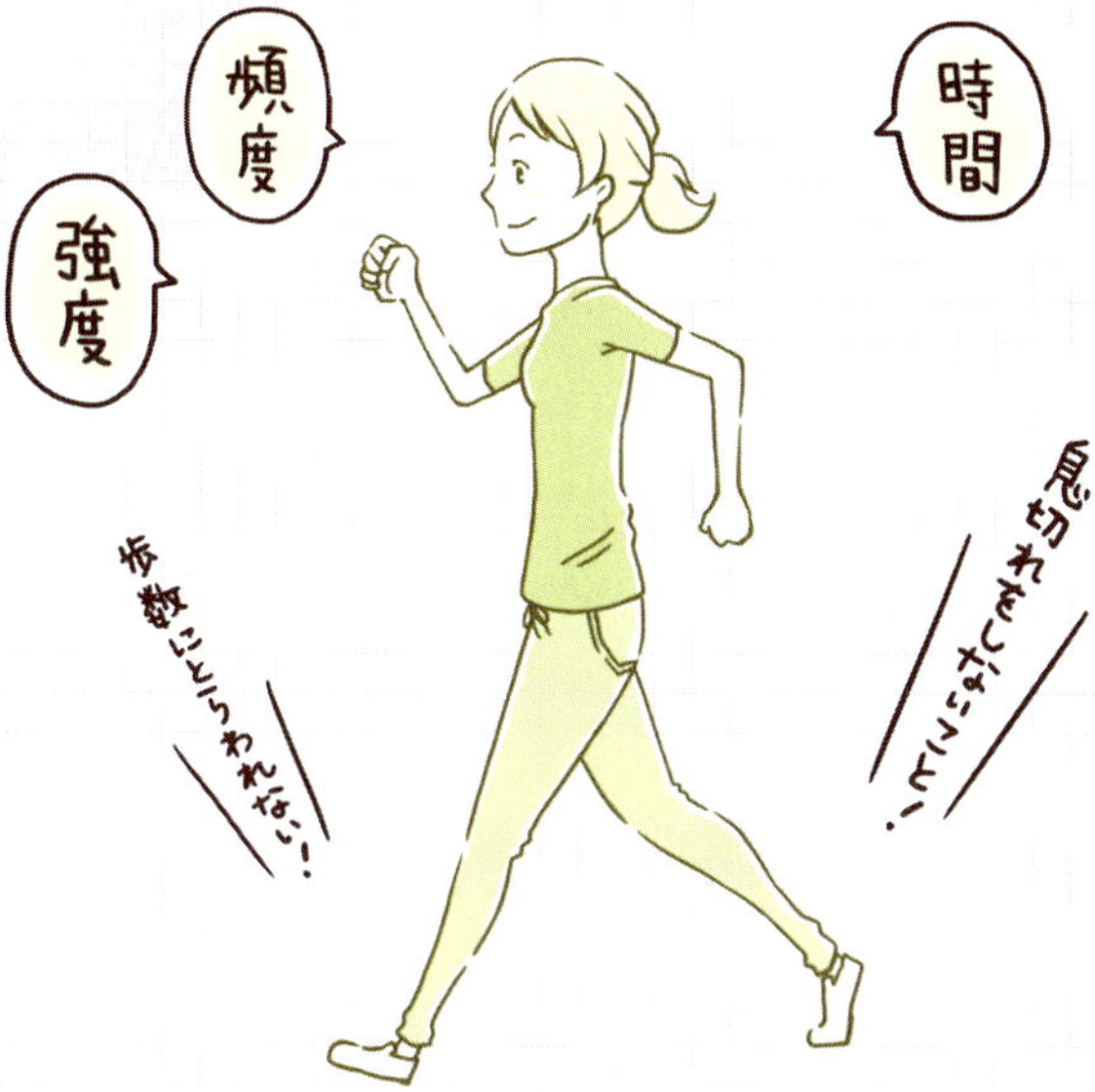
時間
頻度
強度
息切れをしないこと！
歩数にとらわれない！

やっても1日おきにやってもその効果があまりかわりません。

そこで、注目してほしいのは**運動の強度**です。有酸素運動の基本は、**息切れしないで運動することにあります。**有酸素運動はスポーツの種類ではなくやり方です。この3つの条件を留意し、歩数という量だけにとらわれすぎないようにしましょう。

エネルギー消費の工夫

消費カロリーは人間が生きていくために最小限必要とするエネルギーである基礎代謝量というものが大きく関係しています。**この基礎代謝量を増加させることに成功すれば、**同じ摂取カロリーであっても、今ま

●研究協力者の男女にお願いした4項目

1. ストレッチング　5分
2. ウォーキングを最大酸素摂取量の6割の強さで10分
3. アイソメトリックス（椅子などに座って身体を静止した状態で、身体各部に力を入れたりゆるめたりする）による、筋力トレーニング10分
4. ストレッチング　5分

の計30分の運動を週5日、3週間実施

※結果、全員の基礎代謝量が平均200～300kcal増加し、中には約700kcalも増加した女性もいました。一方、肥満度の目安となる脂肪率（体重に対する脂肪の重さの割合）は、平均して女性で38%が32%に、男性では28%が25%に減少していました。300kcalというエネルギーは運動にすれば45分間のジョギングが1本か、テニスであればシングルスの試合1セット弱に相当する消費量で、食事であればご飯を茶碗2膳弱のカロリーです。

で脂肪として貯めこまれていたものがエネルギーとして消費されるようになるのです。

そこで、研究協力者に4つの運動をお願いしたところ、上表のような効果が結果として表れました。**特別な運動や食事制限をしなくても、「ウォーキング＋ストレッチ」で毎日それだけのエネルギーが消費されていることに**なり、減量効果が上がってくるわけです。

運動で基礎代謝量が増える仕組みについては、血液が身体のすみずみまでいきわたるようになって、多くの細胞が栄養を消費するようになるためだと考えています。一度太ってしまうと代謝の仕組みが変わってしまい、食べる量を減らしてもやせるのは難しくなってきます。

それより、**「ウォーキング＋ストレッチ」で健康的に基礎代謝量を増加させるほうが効果的**といえます。

心身の若さは健康な体重維持

健康な体重を維持する

脳の若さを含めた心身の若さは、歩くか歩かないかである程度は決まると断言できます。歩くか歩かないか、それはある種のサイクルで考えられます。常識的な食生活を続けながら**一日30分以上歩き続けていると、健康な体重を維持できます。**これは理論的にも説明ができますし、著者の経験からもそういえます。健康な体重を維持できるから歩きたくなるし、歩くから健康な体重を維持し続けられる。これがいわゆる良循環になるわけです。

病気で原因がはっきりしていて食欲がないときは別ですが、何となく食欲がないときも歩いてみませんか…。歩くことによって脳の神経細胞は刺激され、食欲がわきます。

では、歩かない人はどうでしょうか。当然、歩かないと健康的な体重維持はできません。すると太りすぎになって、ますます歩きたくなくなります。歩かないとさらに体重は増え、結果、これは明らかに悪循環です。

また、この悪循環にもうひとつ無理な要素が加わることもあります。それはダイエットです。体重を気にして無理なダイエットをし、失敗してリバウンドを起こし、さらに体重が増えてしまう…これは健康にとってきわめて危険な悪循環といえるでしょう。

「体脂肪」を減らすエネルギーの使い方

エネルギーは収支バランスが大切

大部分の体脂肪というものは、**身体の中で余ってしまったエネルギーの蓄積です。**私たち人間をはじめ動物たちは、生きていくために身体を動かさなければなりません。身体を動かすためにはエネルギーが必要となり、そのエネルギーは食物や飲み物として口から消化器官を通して身体に吸収されます。

身体にとってエネルギーが少なくなると空腹感が起こり、なにかエネルギーとなるものを口にしようとします。これは動物がもっている本能というものです。一方、**エネルギーが余ると自動的に脂肪細胞に次々と摂り込んで蓄積します。**これは万一の飢餓に備える本能というものです。

しかし、脂肪を蓄積させた肥満の動物ほど、いざというとき生き残る力をもっているのでしょうか。たとえば恐竜がいた時代。弱肉強食の動物の世界で肥満の動物が獲物をうまく捕まえられたはずがありません。ある程度の脂肪は必要としても、脂肪のつき過ぎは、身体、そして生きていくことにとっても好ましいとはいえません。

余ってしまう体脂肪をお金に置き換えて考えてみると、収入が多すぎたり支出が少なすぎたりする状態のことです。おいしいものをいつでも食べられるからといって、つい食べ過ぎたりしてしまいます。収支が±０になれば、肥満もやせすぎもありません。でも、たとえば10万円もらって10万円使うのと、１００万円もらって１００万円使うのとでは同じ±０ということでも、どちらが豊かでしょう。考えるまでもなく１００万円のほうでしょう。１００万円もらって10万円しか使わなければ、お金はたまっても10万円分の豊かさしかないでしょう。たくさん使ってはじめてその豊かさを味わうことができるのでしょう。

身体をシャープにするということの本当の意味は、**「体脂肪率を減らす」**ということなのです。要は**運動でエネルギーをおおいに使って、身体全体を若々しくしていくことが、アンチエイジングにつながります。**動かないでエネルギーが余るから、その分、減食するというのは消極的で暗い感じがします。この場合、余っているのはエネルギーであって、栄養そのものではありません。たくさんエネルギーを使えばたくさん食べても肥満になることはないのです。「太る」ということは、エネルギーの使い方が少ないことを意味しているのです。

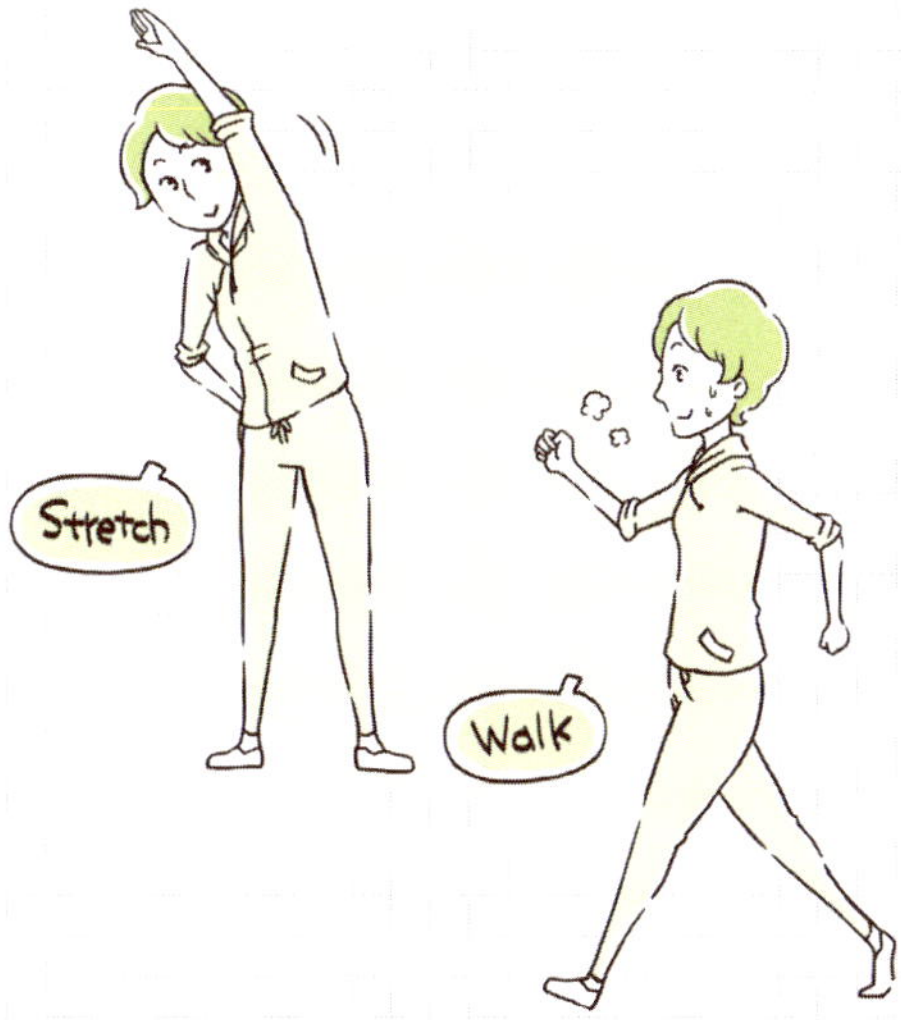

歩きは人類本来のエアロビック・システム

歩きは脂肪のリサイクル焼却炉

エアロビック・システムは、酸素の援助によって体内の脂肪をエネルギー源として燃焼させるシステムのことです。私たちの筋肉を大別すると**速筋繊維**《そっきんせんい》と**遅筋繊維**《ちきんせんい》の2つがありますが、**遅筋繊維こそがエアロビック・システムの中核**です。この遅筋繊維には数多くの毛細血管網がはりめぐらされています。

それは、酸素と脂肪を運びやすくしているためです。特筆すべきことは、体内脂肪を燃やす焼却炉というべきミトコンドリア「エネルギー代謝の中心となる細胞小器官」の数が多いということです。短距離走や瞬間的に大きな力を必要とするエネルギーは速筋繊維によって出されますが、比較的弱い力で、しかも長い時間エネルギーを発揮する**遅筋繊維は〝歩き〟という運動によって活性化され、しかも脂肪を燃やしやすい体質を作る**のです。

速筋繊維は糖質をエネルギー源として使用します。この糖質は。肝臓と筋肉にプールされてすぐに使えるように血液中を流れています。しかしながら、その量は極めて少量です。

したがって、〝歩き〟などと違い激しい運動では血液中の糖質の割合（血糖値）が下がり、脳は疲労を覚えてきます。なぜなら、脳の唯一のエネルギー源は糖質だからです。そして

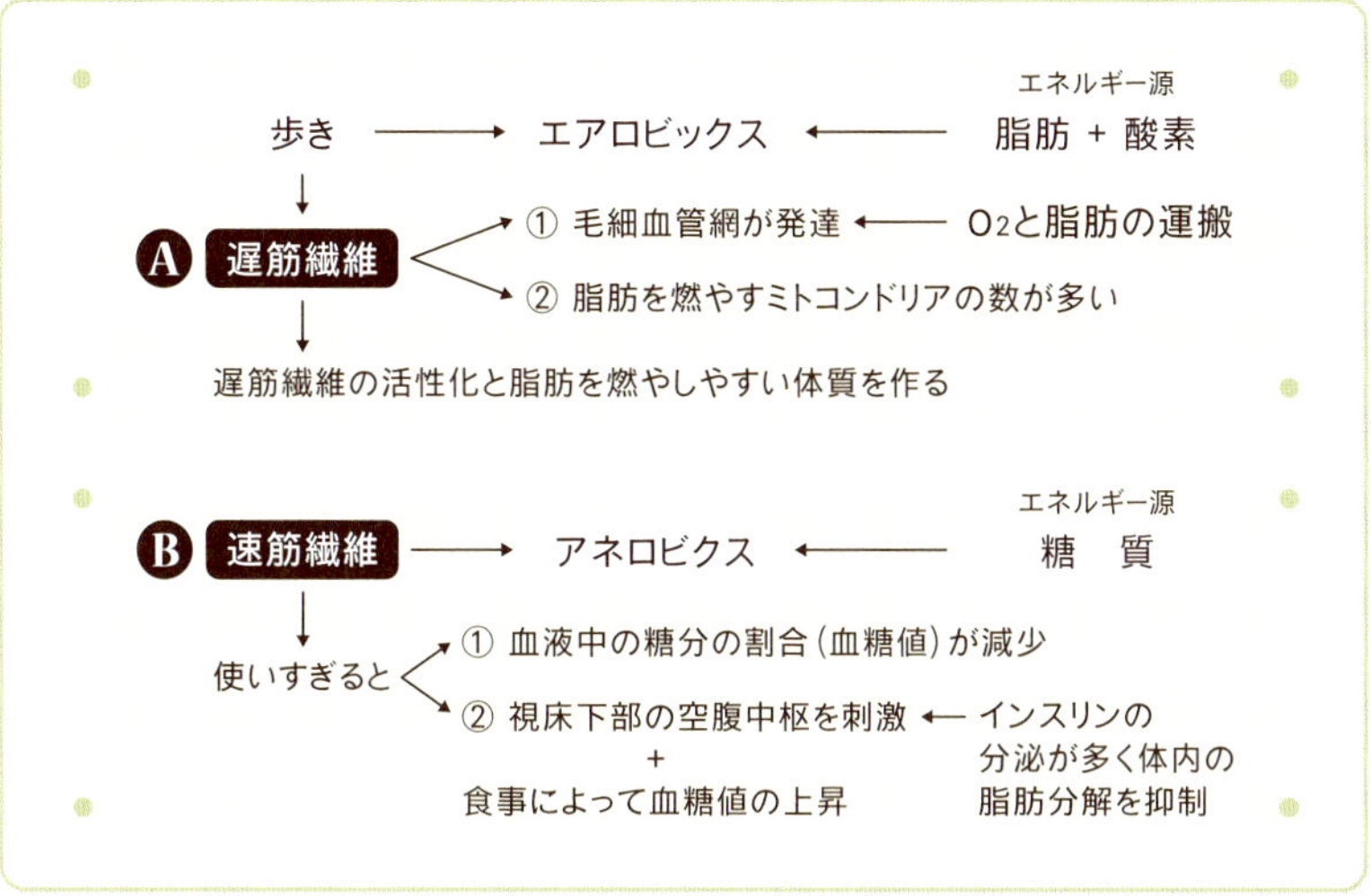

次は、視床下部《ししょうかぶ》にある人体の空腹中枢が刺激を受けて、空腹を感じるようになります。そこで、食事を摂ります。そして、下がってしまった血糖値を上げようとするのです。

エアロビックの基本は息切れしない運動

エアロビックの基本は、**息切れしないで運動すること**にあります。階段をかけ上がったときなどの息切れは酸素負（酸素の借金）の状態で、運動の効果である酸素の摂りこみという点からみると逆に問題です。エアロビックスはスポーツの種目や種類ではなくて、やり方なのです。

ウォーキングは、**時間**、**頻度**、**強度**の3条件を留意することで、一日の歩行数を気にすることなく健康づくりができます。

ウォーキングやストレッチで**下肢の筋肉**を若々しくしよう

運動によって筋を太くしよう

筋肉は筋繊維が集まったもので、この筋繊維の収縮によって力が生まれます。その力は筋繊維の太さに比例するので、筋全体が太い人は強い力を発揮することができます。筋肉は発育とともに太くなり、成長後は加齢とともに細くなります。また、女性は男性より筋が細く、力も弱いのです。

また、**筋は運動（トレーニング）によって太くなり、運動をやめると細くなります。**つまり、**生活環境などの環境因子に非常に影響されやすい性質**をもっています。

身体の各部位で筋量の男女差は異なる

身体は六百数十種類と数多くの筋繊維で構成されています。それぞれの働きにより複雑な動作ができます。女性は男性に比較して体重の割には筋が少ない（つまり、脂肪が多い）ことが分かっています。しかし、おもしろいことに、身体の各部位で筋量の男女差は異なっています。

上腕などの上肢などの筋では女性は男性の約70％の太さですが、大腿や下腿などの下肢の筋では女性は男性の約80～90％となっています。日常生活では、男性女性にかかわらず下肢の筋は活動する必要があるためと考えられます。それに対して、上肢の筋は、荷物を持ち上げるなどの日常動作で、男性のほうが強い負荷を課しているためだと想像できます。

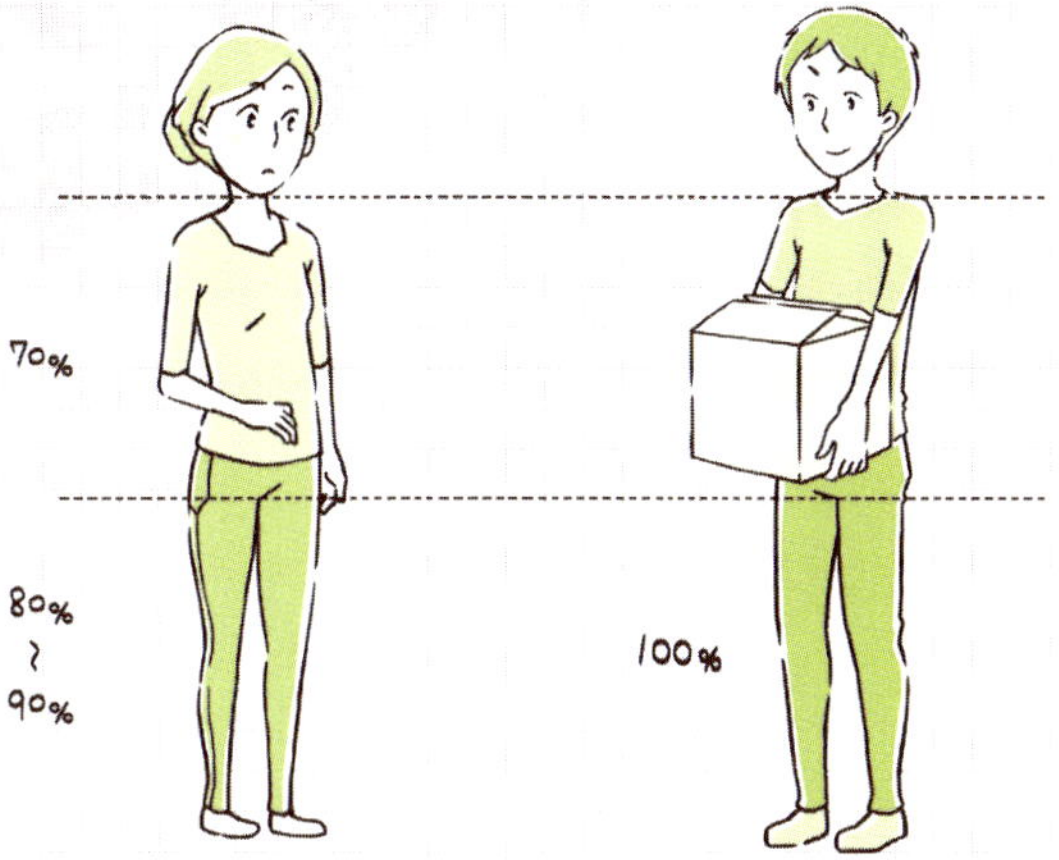

老化は足から

生まれてから成人するまでは、発育にともなって筋は太くなり、その力も強まります。その後、加齢にしたがって、筋肉が細くなり、力も弱くなってきます。誕生から80歳までの身体各部の筋の厚さを超音波で測り、加齢による変化を調べた結果があります。生まれてから20歳ごろまでに、筋は急激に発達しますが、その後、**30歳くらいから徐々に筋量は減少していきます。**

筋量の減少が最も危険なのは、大腿前面の筋（大腿《だいたい》四《し》頭筋《とうきん》）で、54ミリ（20歳）から30ミリ（80歳）まで減少していきます。1年間に約0.4ミリ減少していくのです。

上腕筋の筋は50歳代の後半までは減少せずに、明らかな低下傾向が見られたのは60歳代以降でした。大腿前面の筋は、膝《ひざ》の伸展と股《こ》関節《かんせつ》の屈曲に主に作用して、立ち上がり動作や歩行動作などに使われます。この大腿前面の筋に見られる著しい減少は、加齢につれ、

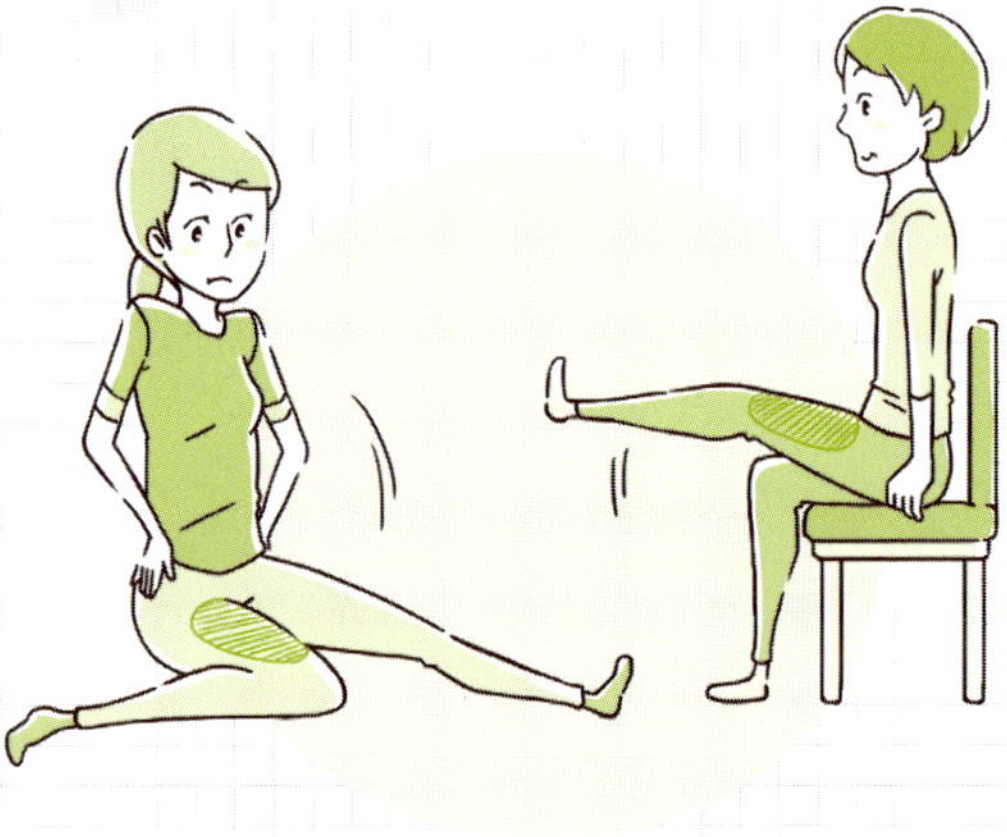

立ち上がり動作、階段を上る動作や歩行動作などの運動の機会が減少し、筋の萎縮が進んだものと考えられます。

また、20歳から25歳の間の身体の筋力を100としたとき、60歳代では70％の力が残っていますが、脚部分の力は、40％程度しか筋力は残っていないのです。

昔から、**老化は足から**といわれますが、筋量、筋力ともにそれを実証するような数字です。**アンチエイジング健康体を保つには、足の老化を防ぐ運動が大切**です。ウォーキングでもダイナミックウォーキング（64ページ）など、ちょっと身体に負荷をかけてみませんか。

運動不足で筋は萎縮する

運動によって筋は肥大し発達しますが、運動をしないと筋は萎縮して退化します。

筋の発達と骨密度

健康な大学生を被験者にして、20日間の「ベット・レスト」という完全安静で一切身体を動かさない実験をしたときの筋肉の様子を調べた結果、腕の筋肉はほとんど変化が見られませんでしたが、下腿や上腿といった下肢の筋肉は約15％も筋量が萎縮するという傾向が見られました。ベッドで安静にしていても食事などで上肢の筋が活動するので上肢筋の萎縮は少なく、下肢の筋はまったく活動しないために萎縮が進んだものと考えれます。日ごろから積極的に歩いたりすることの必要性を如実に示す結果ということがいえます。ましてや、**45歳以上になるとより一層、日ごろからウォーキングやストレッチなどで下肢を動かしていないと、筋は萎縮してしまいます。**

骨粗鬆症《こつそしょうしょう》は骨密度が低下し骨の強度が低下するため、わずかな衝撃でも骨折などの障害を引き起こします。中高年女性を対象に骨密度と筋や皮下脂肪との関係を検討した結果、下肢の筋の発達した人ほど骨密度が高い傾向が見られます。

つまり、定期的に運動していると、「下肢の筋が発達し、骨密度も高くなる」という、ことになります。

日ごろから、ウォーキングやストレッチで縮んでいる筋肉や腱をのばしたり、膝《ひざ》を伸ばす運動などをしましょう。

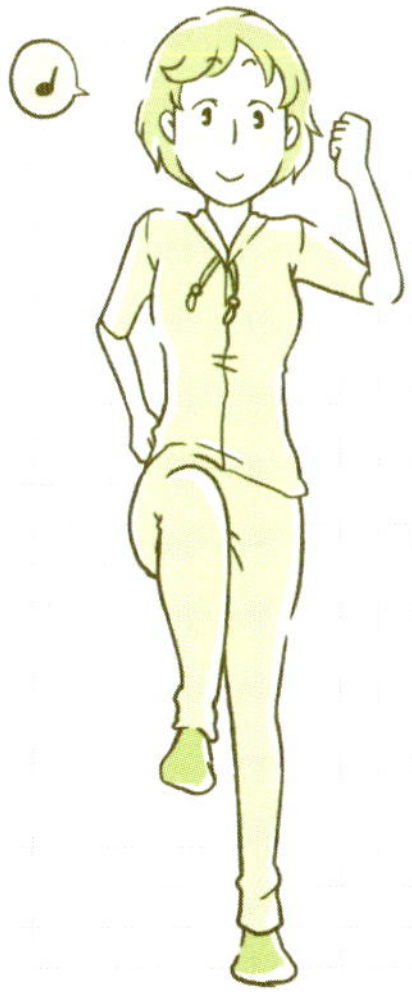

使わないとダメになる筋肉

筋肉は使わないとどんどん萎縮していく

筋肉は休む暇がないくらい酷使すると、最後は疲れ切って全然収縮しなくなってしまいます。筋肉の仕事の限界は、その大きさと供給される血液の量とに非常に密接に関連しています。**筋の組織をいつも良いコンディションにしておくためには、日ごろの鍛錬《たんれん》が必要**です。

筋肉は使わずにおくと、どんどん萎えしぼみ、ついにはまったく役に立たなくなってしまいます。**筋肉の鍛錬を怠ることは、運動する能力を失うばかりか、大事な熱源をも失っている**ことになるのです。

運動しないと筋力のたんぱく質が体内から排出されてしまう

アメリカのD・テイラー博士らによって行われた実験で興味ある報告がされています。

長い間入院している人は、四肢が細く、歩くことができません。ところが、わずか3～4週間の実験でも顕著にそのことが現われてきたのです。一般にスネと呼んでいる前脛骨《ぜんけいこつ》筋《きん》は13・3％、そしてフクラハギと呼んでいる腓《ひ》腹筋《ふくきん》やひヒラメ筋では、20・8％も低下したという結果がみられました。

一方、腕の上腕《じょうわん》二《に》頭筋《とうきん》の力は6・6％、肩と腕の筋を引っ張り合う力は8・7％減少しています。この研究からわかることは、**筋力低下が特に下肢に多く現われてくる**ということです。それは、**人体の筋肉は使わないとダメになる**という良い実験例です。

その原因の一つは尿の検査で明らかにすることができます。尿中の窒素、硫黄、カリウムの排出量が、2～3週間目から多くなります。これらのことから、身体のたんぱく質、特に筋肉のたんぱく質が体内から排泄されて筋肉の萎縮を起こしていることがわかります。

いずれにしても、"毎日が日曜日"といった安楽な生活は、とても気楽でうらやましいと思われがちですが、安楽な生活で失うものを考えた場合、その恐ろしさに今更ながら驚くばかりです。

＊ ＊ ＊

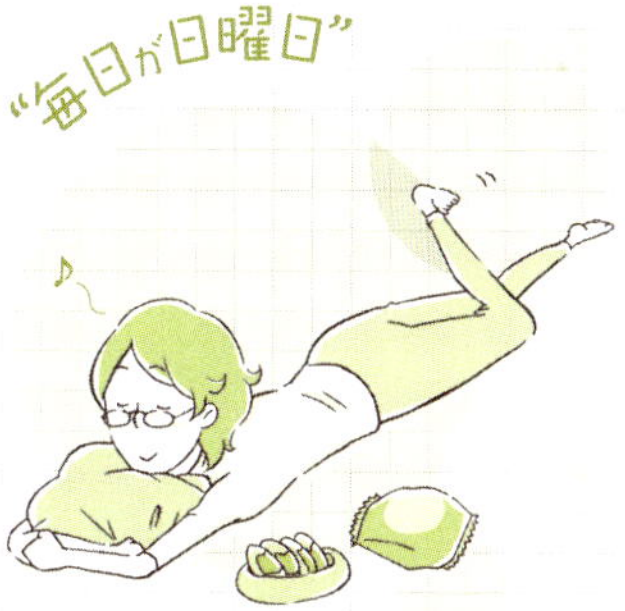

使う筋肉で不思議なことがあります。仕事による疲労では肩こりが起こりますが、スポーツによる疲労では肩はこらないのです。
この問題を解くカギは筋肉の収縮の仕方の違いにあります。筋肉の収縮には等張性《とうちょうせい》（筋肉が短くなりながら）の収縮と等尺性（筋肉は長さを変えずに）に収縮があります。肩こりにかかわるのは等尺性《とうしゃくせい》による疲労で、スポーツにともなう等張性収縮では疲労はほとんど起こりません。したがって、運動によって筋肉をきたえることは肩こりに常に効果があることがわかります。

ストレッチで心身の調和を

ストレッチの意味は引き伸ばす

ストレッチは、英語で引き伸ばすという意味があります。くわしくは、各筋肉の関節を伸ばしたり縮めたりする動作に運動性を加えたものです。

古代インド人にとって「太陽」と「月」はもっとも大切な自然のシンボルでした。古代インドのサンスクリット語で、太陽を「八」、月を「夕」と呼び、それを結ぶものを「ヨーガ」と呼んでいたのです。陽と陰の太陽と月を結ぶことは、古代人にとっては心身の調和を意味しました。「八」「夕」「ヨーガ」は時代から時代、人から人へ伝承され、現在は立派に医学療法、リハビリテーションに用いられ、ストレッチングという形で完成されました。

わが国には、身を整え、心を整え、姿を整えるために、調身、調心、調姿を願う「禅」という「行」として完成されています。

ストレッチの特徴とその効用

第1には、いつでも、どこでも簡単に行うことができる運動です。

第2に、肉体や精神の疲労を回復させることにもつながります。

第3に、筋の老化を防止し、老化した肉体を若返らせる効果があります。

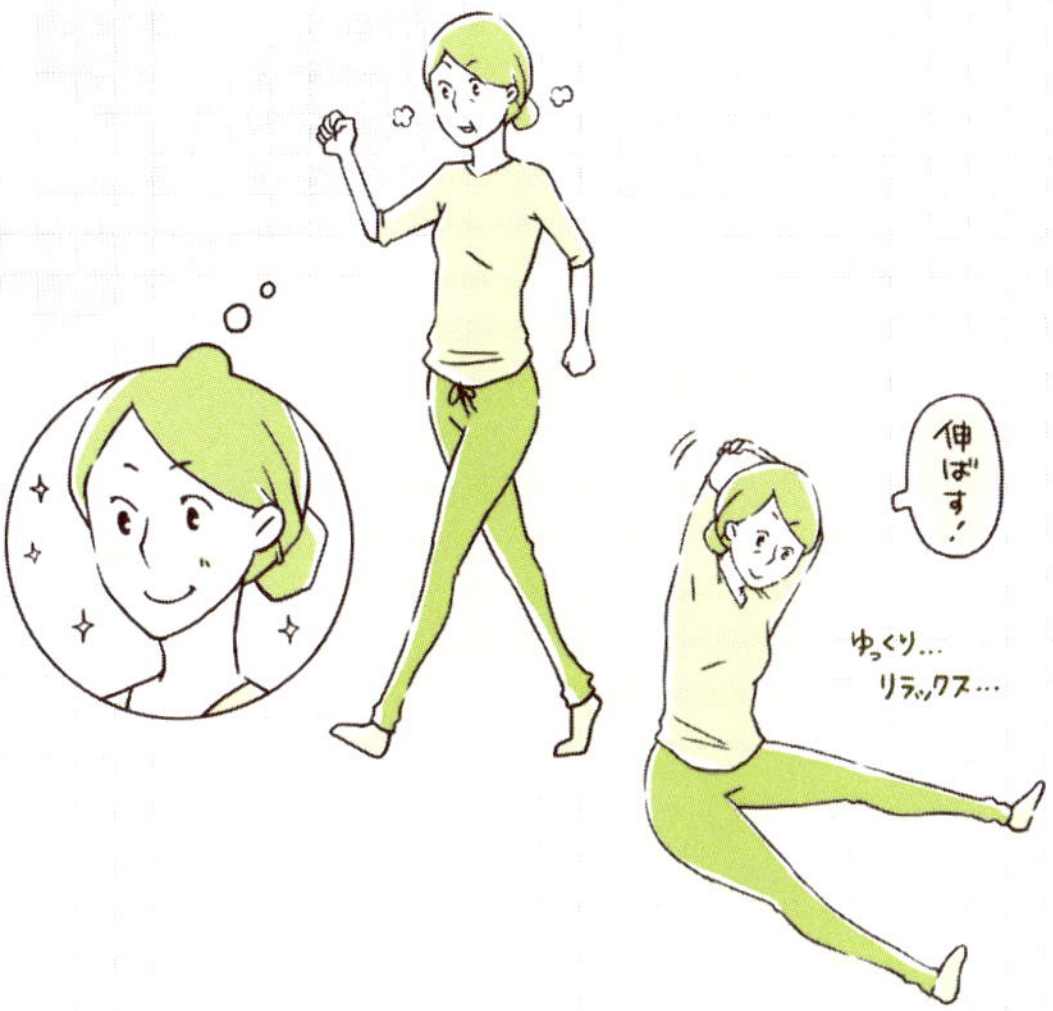

第4に、筋の老化防止にとどまらず、全身の血行がよくなり、末端血流を促進します。

第5に、過度の筋の伸張収縮にともない、全身の柔軟性を向上させます。

最後に、**ストレッチングは、肉体や精神に活力を与える運動**として位置づけられます。

このように、ストレッチとは「伸ばす」ことで、犬やネコなどの動き「ウーン」と背伸びをするあの動作を考えてください。

ストレッチをするときは、**息をとめないことが大切**です。**息を止めると血圧が上がり、心臓にも負担がかかります。**ゆっくりと、リラックスをしてやるのがコツです。ストレッチの具体的な方法はＰａｒｔ３で紹介します。

check

年代別 古藤式 ウォーキングプログラム

下表は、年齢別の健康な人を対象にしたウォーキングプログラムの例です。

まず、自分の年齢項目、第1週の欄を見ます。距離、時間、回数（1週間に何回おこなうか…）が出ています。人それぞれに体力の違いや健康度、その日のコンデションの差もありますから、あまり無理をしないで、表の数字を参考にして、ウォーキングをしましょう。

	40〜49歳			50〜59歳			60歳以上		
週	距離（km）	時間（分：秒）	回数（回/週）	距離（km）	時間（分：秒）	回数（回/週）	距離（km）	時間（分：秒）	回数（回/週）
1	1.5	19:00	5	1.5	19:30	5	1.5	18:30	毎日
2	1.5	17:00	5	1.5	17:30	5	1.5	18:00	毎日
3	2.5	25:00	5	1.5	16:30	5	1.5	17:30	毎日
4	2.5	23:00	5	2.5	25:30	5	1.5	17:00	毎日
5	3.2	31:00	5	2.5	24:30	5	1.5	16:30	毎日
6	3.2	30:00	5	2.5	23:30	5	1.5	16:00	毎日
7	4.0	38:00	5	3.2	32:30	4	1.5	15:30	毎日
8	4.0	37:30	5	3.2	31:30	4	1.5	15:00	毎日
9	4.0	37:00	3	4.0	38:30	4	↓	↓	↓
10	4.0	36:30	3	4.0	37:30	3			
11	4.0	36:00	3	4.0	37:30	3			
12	4.0	35:30	3	4.0	36:30	3			
13	4.0	35:00	3	4.0	36:00	3			
14	4.0	34:30	3	↓	↓	↓			
15	↓	↓	↓						

資料：古藤研究所

※距離・時間は1回分のプログラム

Part 2

健康ウォーキング

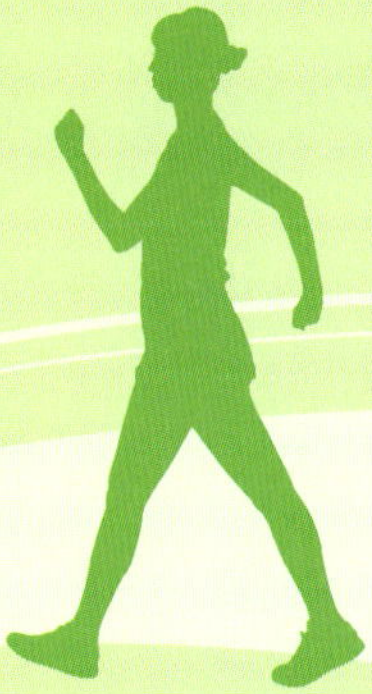

Walking&Stretch

正しい歩き方

正しい姿勢でウォーキングをしましょう。歩き方には6つのポイントがあります。

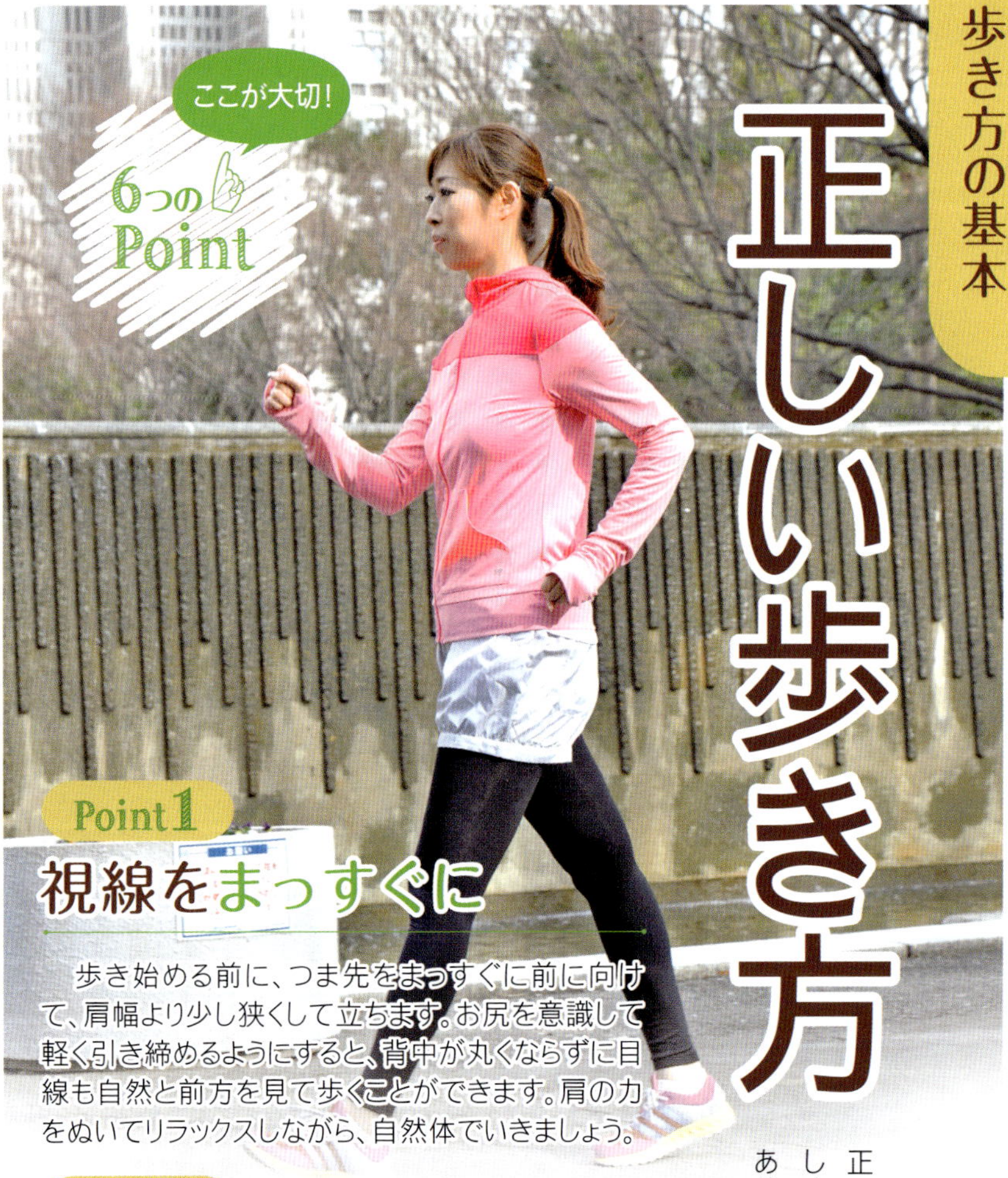

ここが大切!
6つのPoint

Point 1
視線をまっすぐに

歩き始める前に、つま先をまっすぐに前に向けて、肩幅より少し狭くして立ちます。お尻を意識して軽く引き締めるようにすると、背中が丸くならずに目線も自然と前方を見て歩くことができます。肩の力をぬいてリラックスしながら、自然体でいきましょう。

Point 2
腕はL字型

腕は振り子のように自然にまかせて振り、肩に力が入らないようにします。速く歩くときは、軽くにぎりこぶしをつくって、肘《ひじ》はL字型に曲げます。腕はまっすぐに前方に振るのではなく、にぎりこぶしをアゴにつけるようなイメージで身体の内側へ振るようにすると、腰の回転（ひねり）が入り、足の運びがスムーズになります。

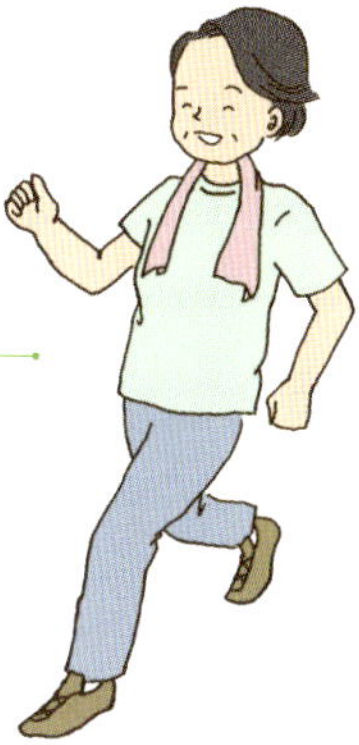

Point3

歩幅は広め

かかとから着地させ、足の腹からつま先、特に親指で蹴って、また踏み出します。そのときに足のスナップをきかせて足首をかえし、普段の歩行よりも約一足分くらい先に膝《ひざ》を伸ばします。

Point4

普通の歩きよりもやや早め

スピードをあげるためには、以下の3つのパターンがあります。①歩幅を広げる。②ピッチをあげる。③①と②の両方をおこなう。しかし、ウォーキングで大切なことは、息を切らすほど一生懸命になりすぎて、スピードをあげてはいけないということです。

Point5

速度のポイント

身体を慣らすために最初の5分間はゆっくり歩いてください。そして、しだいにピッチをあげて、15分ぐらいはそのまま歩き続けましょう。目標のスピードは、1分間に90m以上です。距離感をつかむには、電柱を利用します。電柱の間隔は約30mなので、電柱3本分を1分間のペースとすればいいわけです。

Point6

呼吸はリズミカルに

ウォーキングで大切な腕の振りと足の動きに合わせて、呼吸を乱さないようにしましょう。なぜなら、乱れた時点で一生懸命になりすぎている証なので、決して無理はせずにリズミカルにおこないましょう。もちろん、鼻と口の両方を使い、息を吐くときにアクセントをつけると、次の呼吸で十分に空気を吸うことができます。運動学的には4歩1呼吸。あるいは、5歩1呼吸が望ましいとされています。

ウォーキングで効果を上げるには、正しい姿勢で歩くことが大切です。

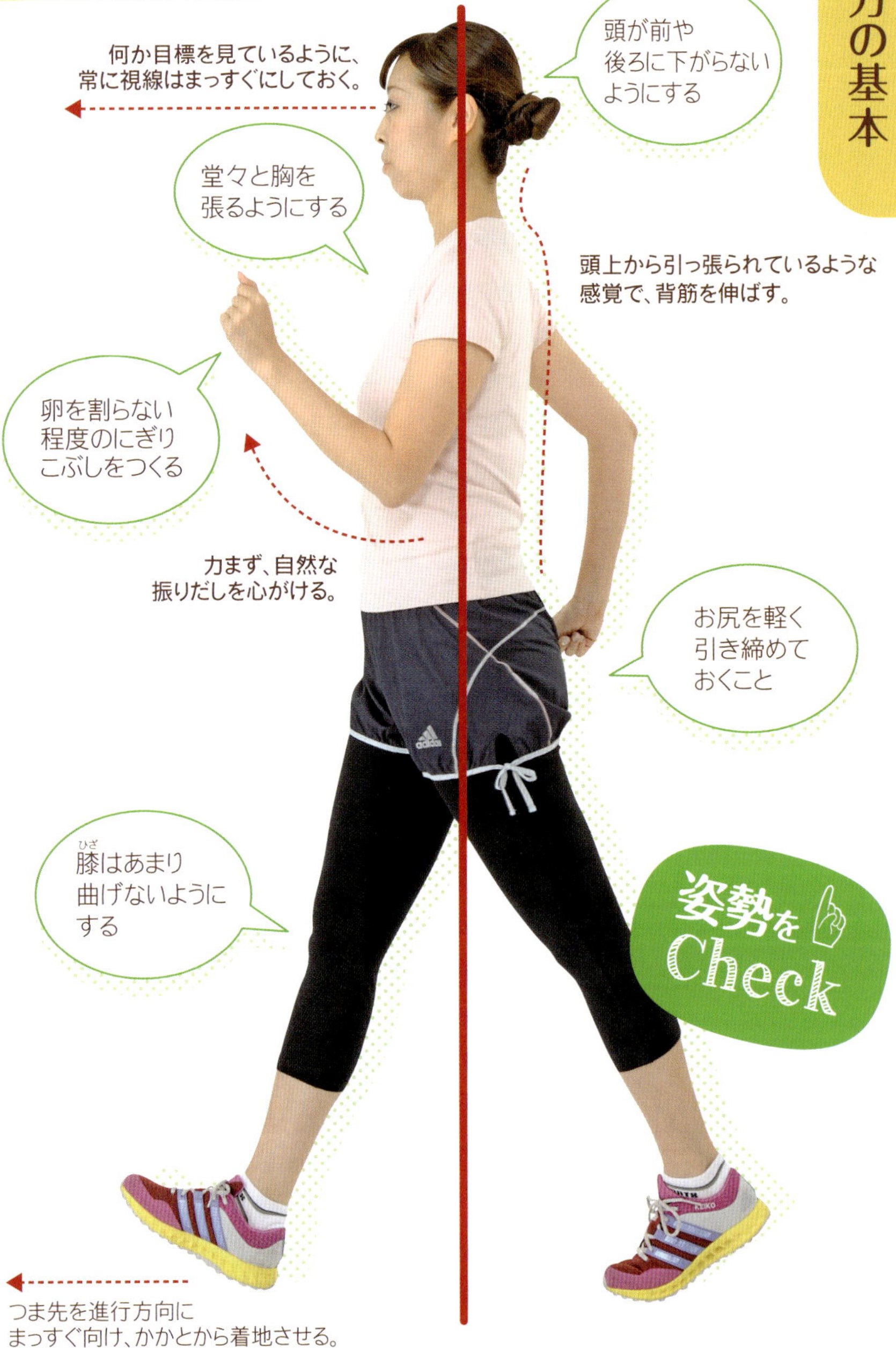
何か目標を見ているように、常に視線はまっすぐにしておく。
頭が前や後ろに下がらないようにする
堂々と胸を張るようにする
頭上から引っ張られているような感覚で、背筋を伸ばす。
卵を割らない程度のにぎりこぶしをつくる
力まず、自然な振りだしを心がける。
お尻を軽く引き締めておくこと
膝《ひざ》はあまり曲げないようにする
姿勢をCheck
つま先を進行方向にまっすぐ向け、かかとから着地させる。

こんな姿勢になっていませんか？

その1

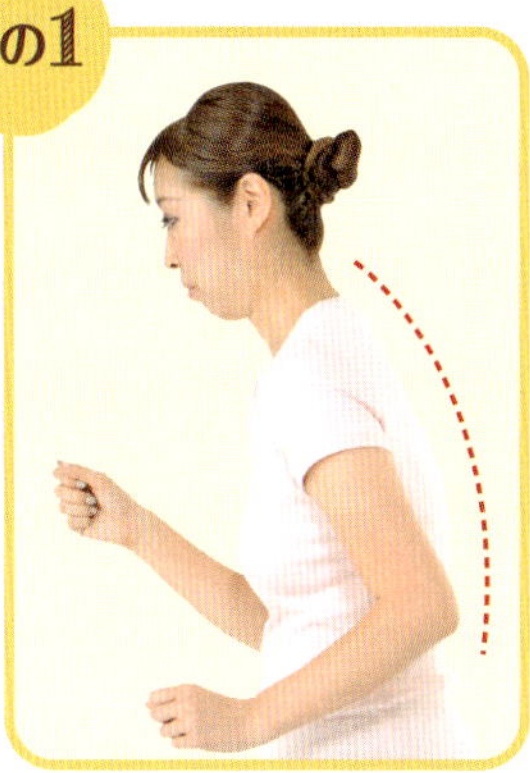

ねこ背

日本人の典型的な悪い姿勢です。背中は曲がり、腹筋がゆるんで前に出ています。首や背中の痛みから解放されるためにも、意識的に首や肩をリラックスさせ、肩《けん》甲《こう》骨《こつ》を広げて、下を向いて歩かないようにしましょう。

その2

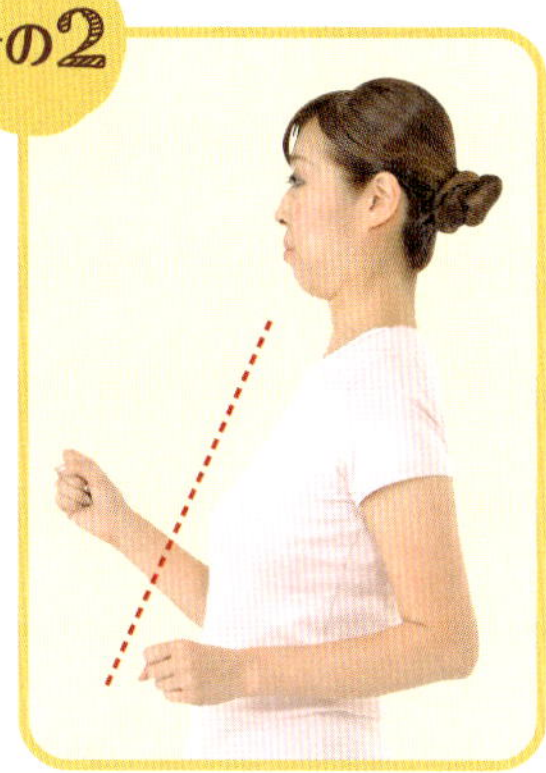

腰が反っている

あまりにも背筋をまっすぐに伸ばそうとしたために、背中や腰が反ってしまう悪い例です。全身をリラックスさせて、胸が突き出ないようにします。視線は常に目線の高さを保つようにします。

その3

体型のゆがみ①

身体が左右にゆれたり、体重が急に前足に移りすぎたりします。両肩を地面に平行にして、左右の足をあまり離さずに歩きましょう。（右の写真）

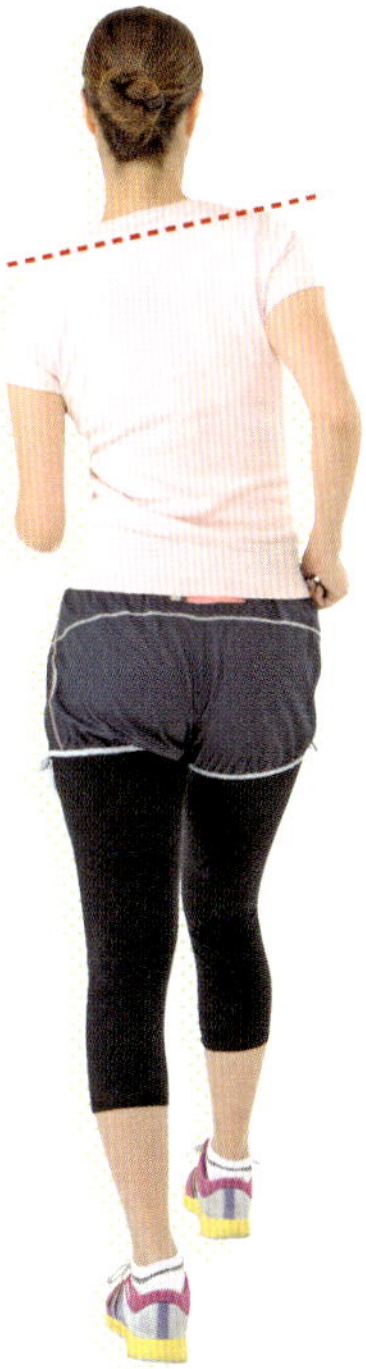

体型のゆがみ②

足の運びや腕の振りにつられて、上半身が左右にブレてしまうことがあります。上半身が常に正面を向くようにし、足の運びと腕の振りにテンポをもたせましょう。

腕をしっかり振って歩く!!

自分の体内鼓動や好きなリズムにあわせて歩けると、身体と心が一体となって、全身が爽快感に包まれます。一定で力強く、流れるような滑らかさで歩くためには、腕の振り方に意識を向けましょう。

歩いているときに腕の振りを意識できると、バランスの悪さを腰が調整する助けになります。そもそも、なぜ人は歩くときに腕を振るのでしょう？ 普通、一歩前へ踏み出すと、それと同じだけの力が後ろへ引っ張るように生じます。このときに出した足と反対の腕を振って後ろへ引かれる力に対抗しないと、バランスをくずしてしまうからです。つまり、逆をいえば、腕をしっかり振ることができると、足を大きく踏み出してもバランスが保てて、スピードもあげられるというわけです。

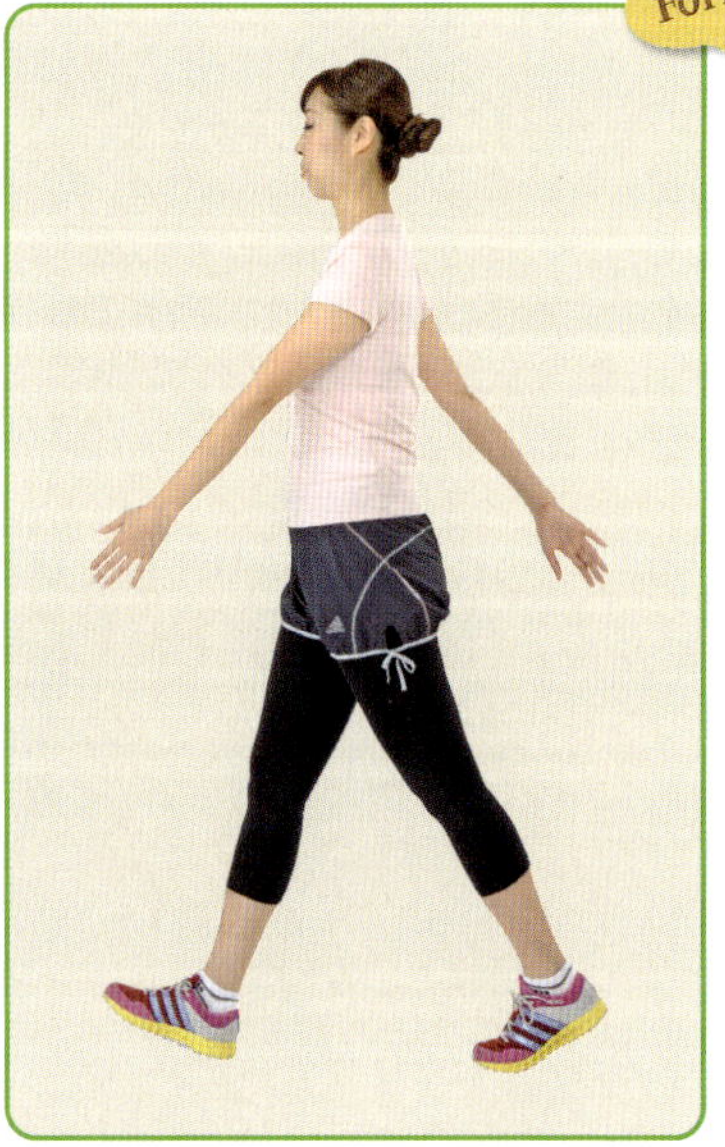

Form ウォーミングアップウォークのフォーム

全身はリラックスしていて、歩幅は肩幅くらい。

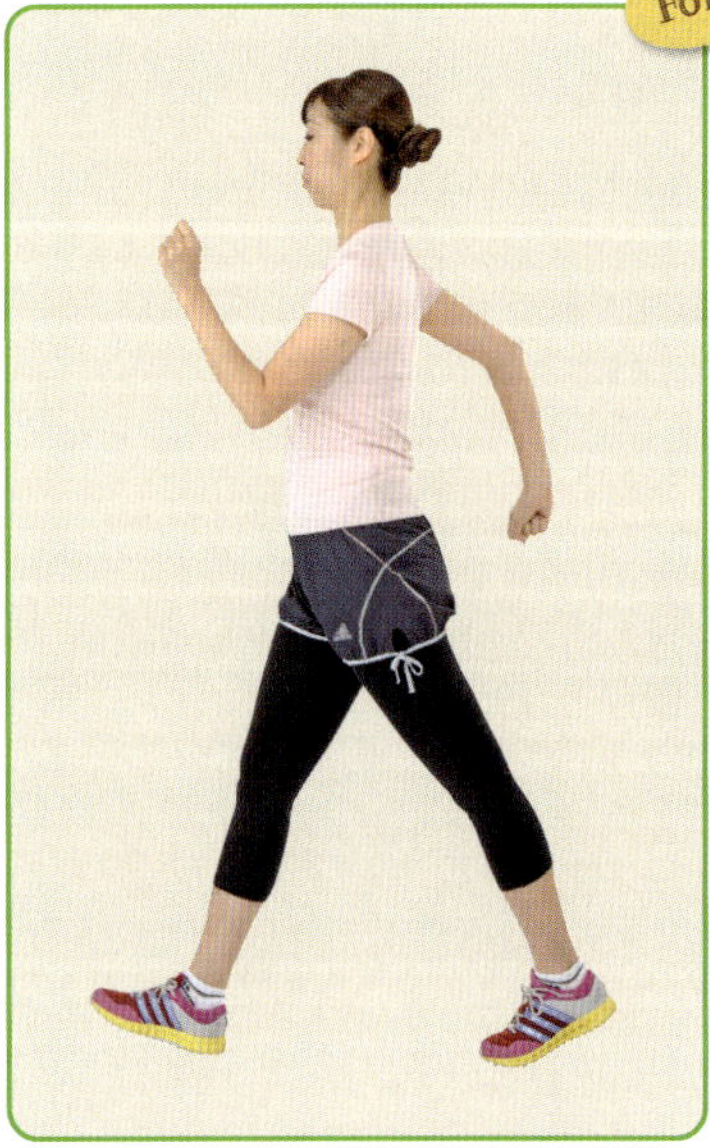

Form ダイナミックウォークのフォーム

腕の振りは力強く、歩幅も広いことに注目。

腕の振りが大きいと腰も大きく回転する。

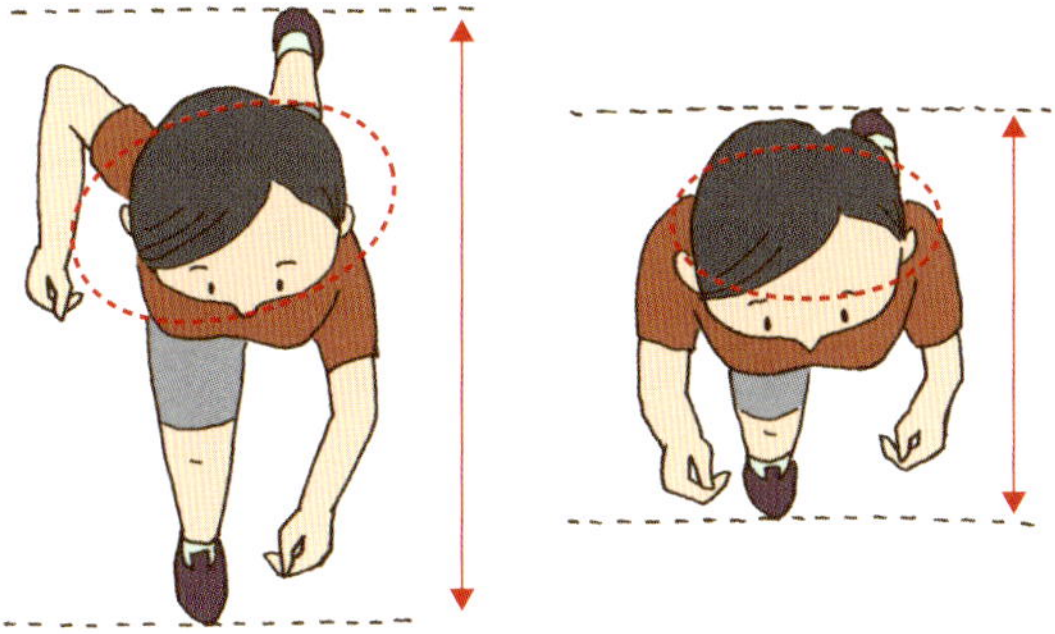
肩のひねり
強い腰のひねり
歩幅が大きくなる

大股で早く歩くには、腕をしっかり振ることが大切です。腕を大きく振ると、腰を大きく回転させられるからです。スムーズなウォーキングをおこなうためには、腰の回転は重要です。腰の回転が大きくなると、地面を踏み出す力が強くなり、着地までの時間も長くなります。そうなれば、当然歩幅が広くなって、蹴り出す角度も地面に対して浅くなるために、身体はより前に出て歩くスピードは増します。

その腰の回転を支えるのに必要なのが腕の振りです。私たちのおこなった実験では、ごく自然な歩き方に比べて、意識して強く腕を振ったときのほうがはるかに歩幅は広くなりました。つまり、腕をしっかり振れば、肩もひねられ、腰が回転するようになります。そして、腰が回転すると、歩幅は大きくなるというわけです。

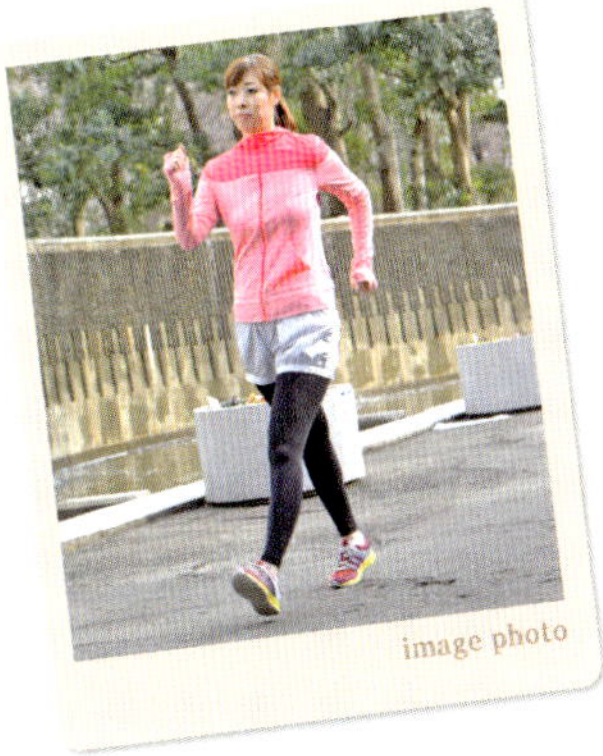

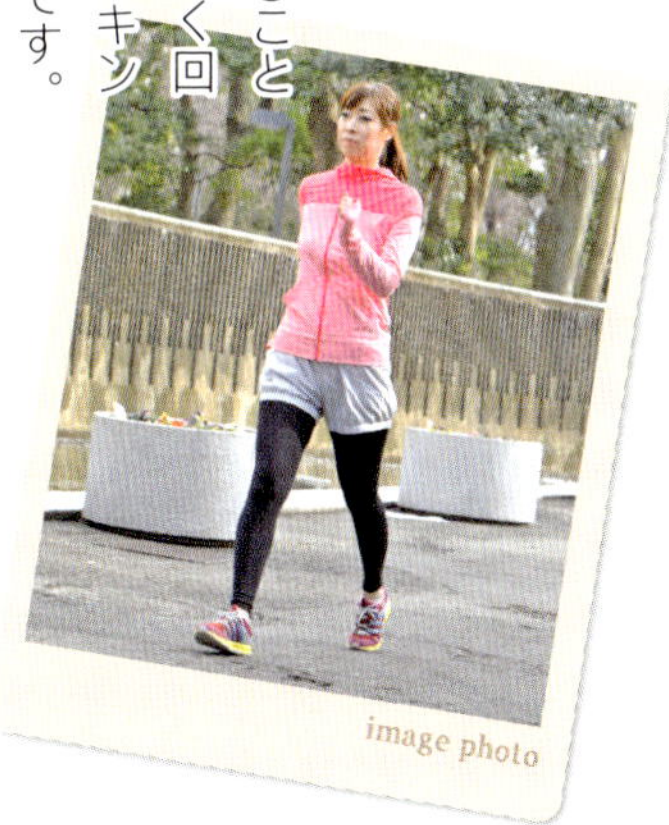

上りや下りの歩き方

上りや下りは、平地とは歩き方に違いがあります。正しく歩かないと、転倒したり、膝《ひざ》を痛める原因にもなりかねません。ポイントを押さえておけば、無理なく歩くことができますので、坂道の上り下りのウォーキングの仕方を解説します。

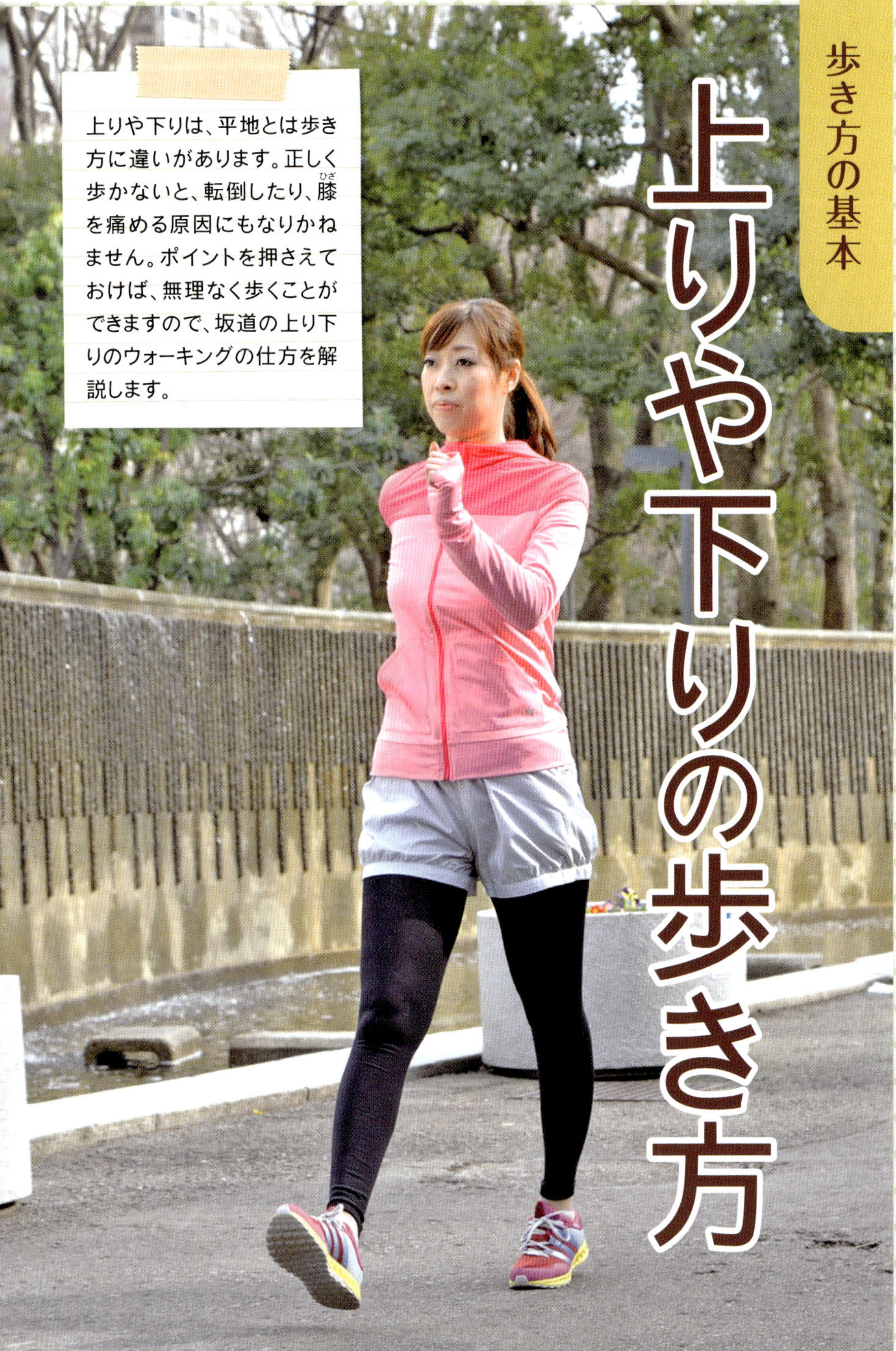

「上り坂」は一歩一歩踏みしめて

年配の人が「よっこらしょ」と階段を上っている姿、あの感覚こそが坂道の一歩のイメージです。蹴り出して前に進むというよりも、階段を上るときのように足に体重をかけて、次の一歩を着地点に置くように踏み出します。したがって、自分の体重を片足で押し上げられることが必要で、スピードを意識するのは二の次になります。坂道では、大地に一歩一歩を刻み込むように歩きます。

背筋を伸ばしてしっかり腕を振る

太ももを上げる

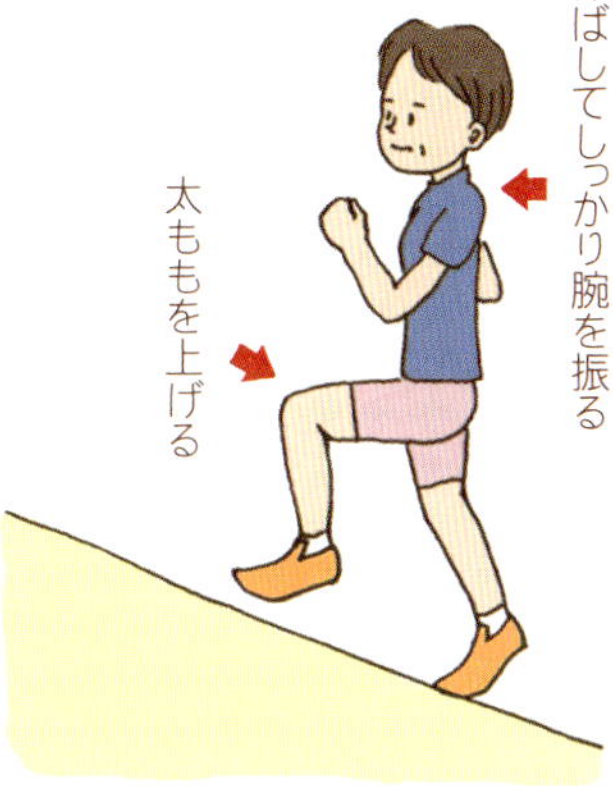

「下り坂」は速めにが基本

【下り坂は速めに】これがポイントです。上り坂は、心肺機能と脚力が十分でないと、長く歩くことも速く歩くこともできません。ところが、下り坂で歩き方を間違えると転倒事故などの恐れがあり、「上りより下りのほうが技術的に難しい」といわれるのもそのためなのです。上りでは筋力や持久力が要求されますが、下りではさらに、「膝や足首の関節の柔らかさ」が必要です。イラストの①〜③が、下りを歩くときのポイントです。

①バネ
②摩擦
③ブレーキング

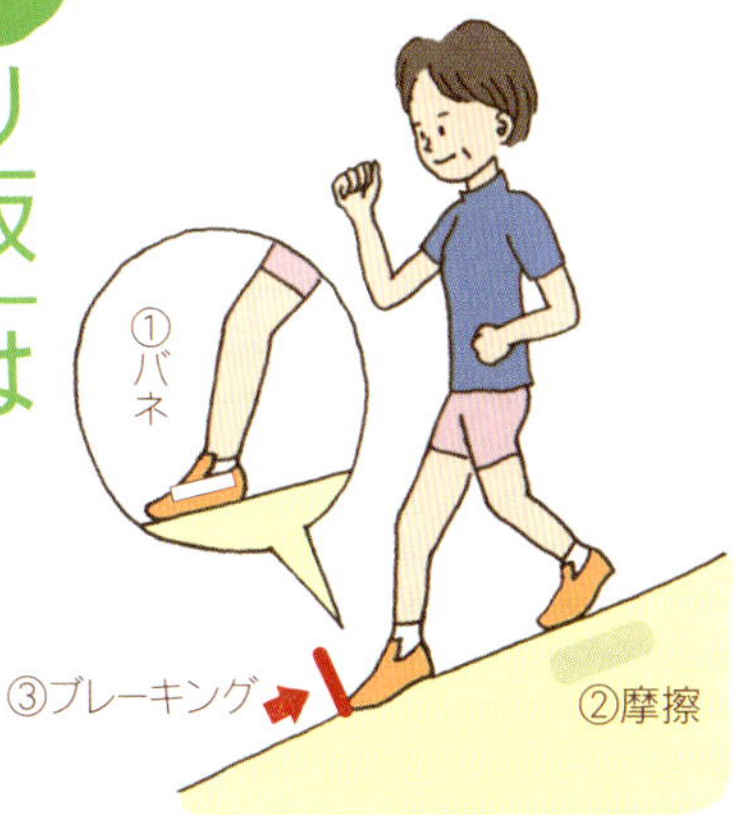

接地面との摩擦がブレーキの役目をして、転倒を防ぐ。

こんな歩き方はやめよう!!

街中や公園で、「あの人は美しい歩き方だな」とか「すてきな歩き方だな」と思うことは、残念ながら少ないものです。運動学の理にかなった、見た目にも美しい歩き方をしている人は、約10人にひとりの割合だといわれています。つまり、ほとんどの人が、不合格な歩き方をしているわけです。正しく歩いているかどうか、クセなどないか、ウインドウに映っている姿を見るなどして、自分の姿を確認してみましょう。

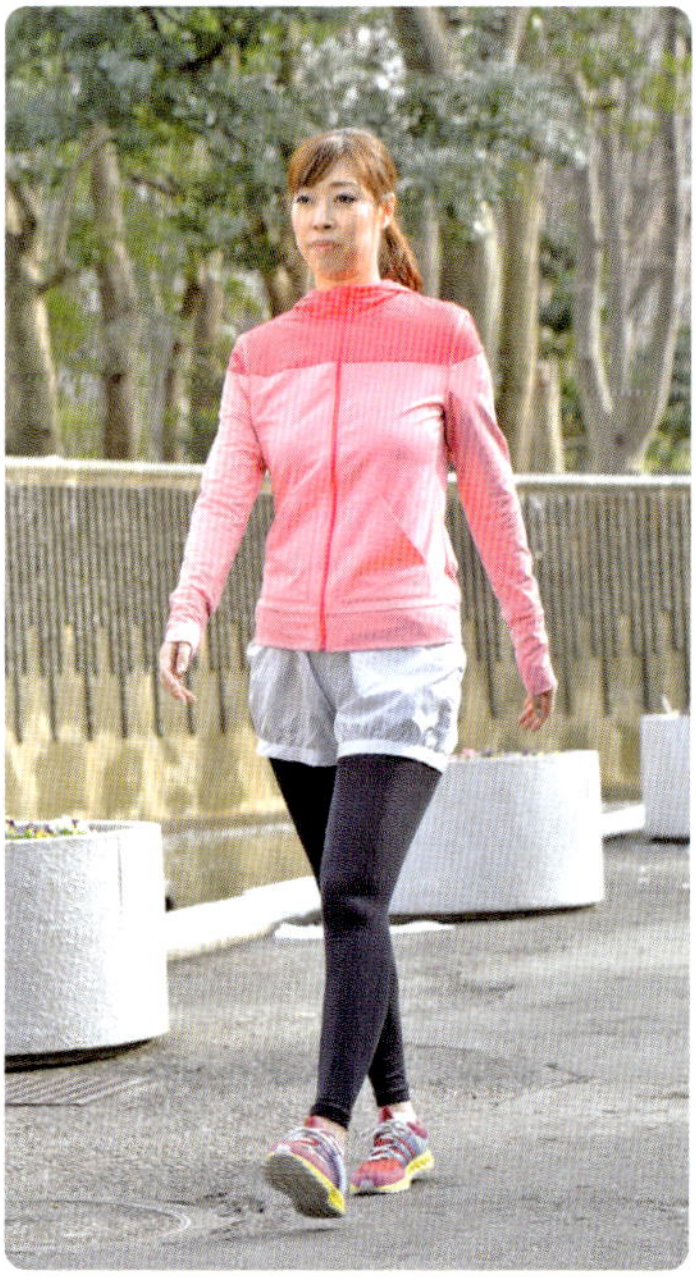

その1

チョコチョコ歩き

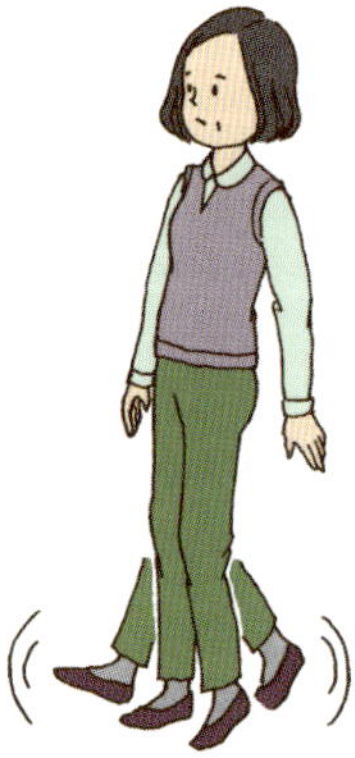

小股でせわしない歩き方です。一見速い歩きですが、腕の振り方が弱いために腰の回転がなく、スムーズではありません。お尻を引き締めて、腰を高く上げるように意識します。そして、あごを引き、地面を力強く蹴って、腕をしっかり振って歩きましょう。

その2

内股歩き

ベタ足になって狭い歩幅で歩くため、疲れやすいのが特徴です。おまけに腕の振りもなく、膝《ひざ》から下のバネが効率よく使えていません。腹筋を締めて、膝《ひざ》を少し外側に向けて足の親指で力強く地面を蹴ります。一本の線上を歩くようなイメージを心がけましょう。

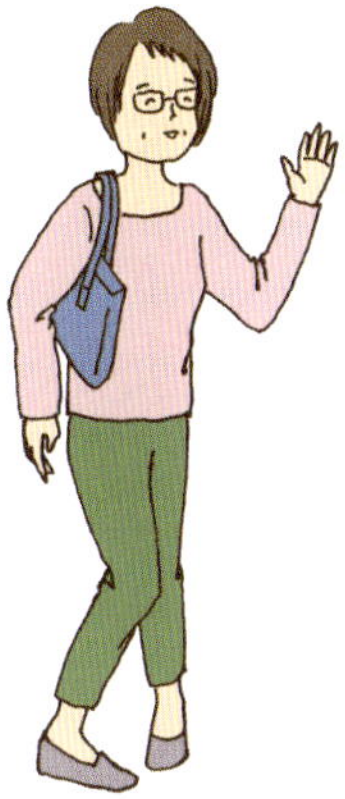

その3

ガニ股歩き

小さい靴は足元が不安定になり、無理に踏ん張ることで、つま先が外側に向いてしまいます。かかとから着地させた後、足の裏の体重移動をしっかりさせて、最後に親指のつけ根あたりで蹴るようにします。足裏の接地面積の広い靴を選んでください。

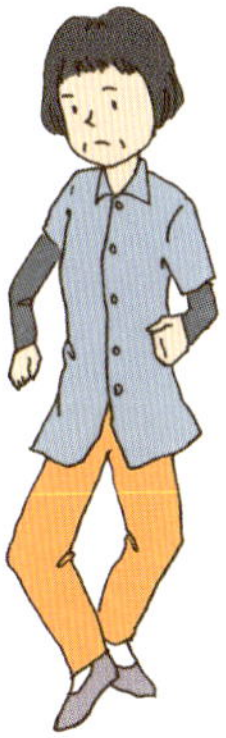

その4

泥はね歩き

着地はかかとでしていますが、親指は使わずに小指で蹴り出してしまっています。また、膝《ひざ》のクッションも十分に働いていません。地面を足の裏の外側で蹴るのではなく、足の内側の親指のつけ根で蹴り出すようにします。そうすれば、自然と膝《ひざ》のクッションが使えるようになります。

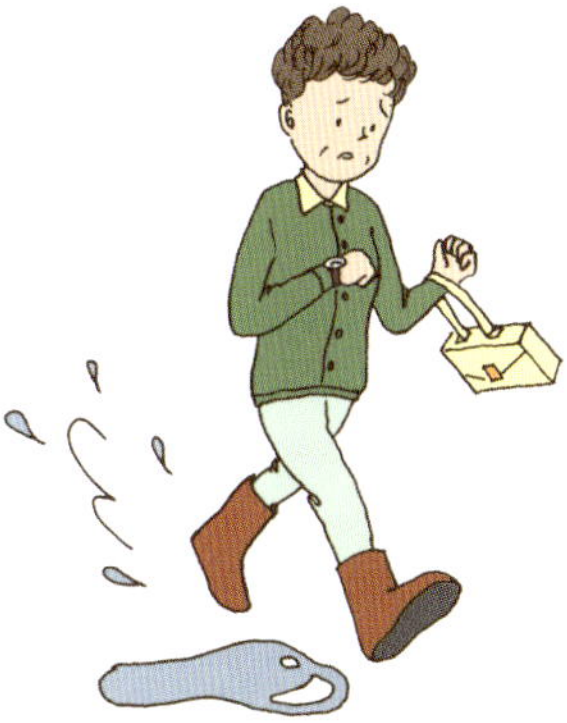

古藤式 コアストレッチウォーキング

Step 1

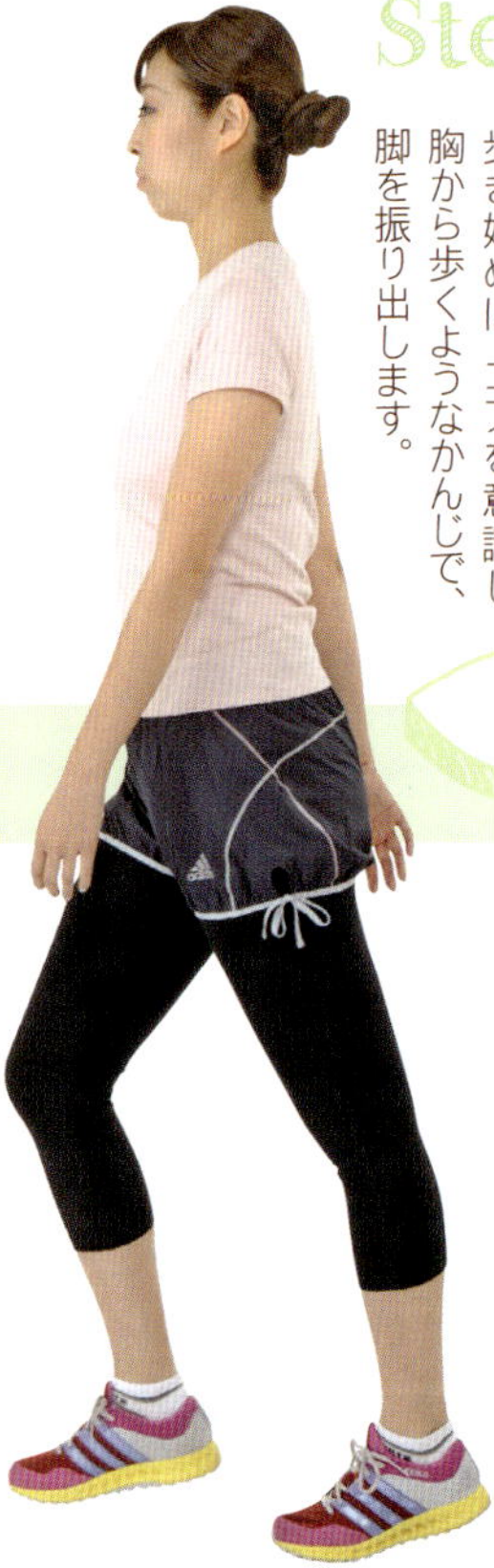

【正面】

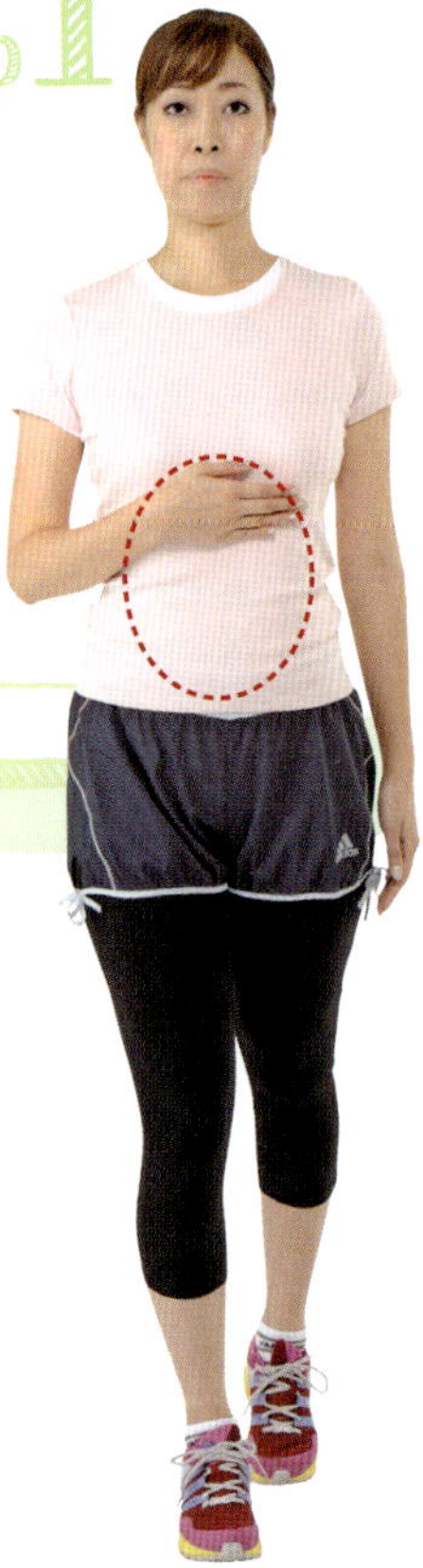

歩き始めは、コアを意識し胸から歩くようなかんじで、脚を振り出します。

「古藤式コアストレッチウォーキング」(44ページ)から「古藤式ダイナミックウォーキング」(64ページ)は、ウォーキングにちょっと負荷をかけた歩きです。アンチエイジングを目指すためには、ぜひこのウォーキングにもチャレンジしてみましょう。

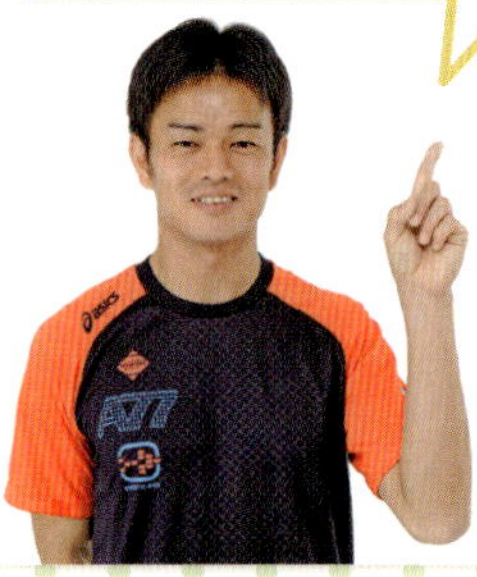

インストラクター 大石さん

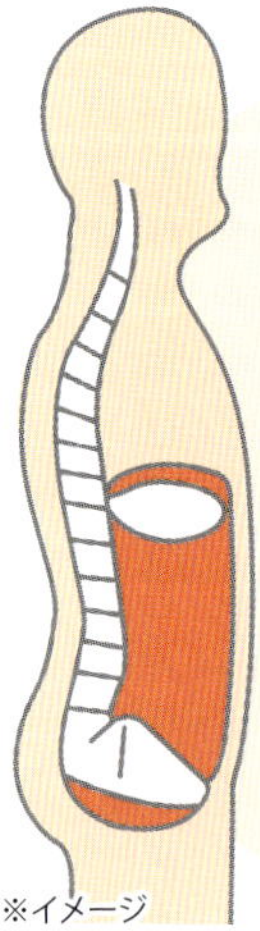

※イメージ

「コア(CORE)」とは身体の「芯・中心」という意味で、体幹(イラストの赤の部分)のことです。古藤式コアストレッチウォーキングは、コアを意識しながら身体を伸ばすように歩きます。コアがしっかりしていないと、歩く姿勢も崩れてしまいます。

Step 2

ウォーキングと同様にかかとから着地し、コアを意識しながら重心を素早く移動します。

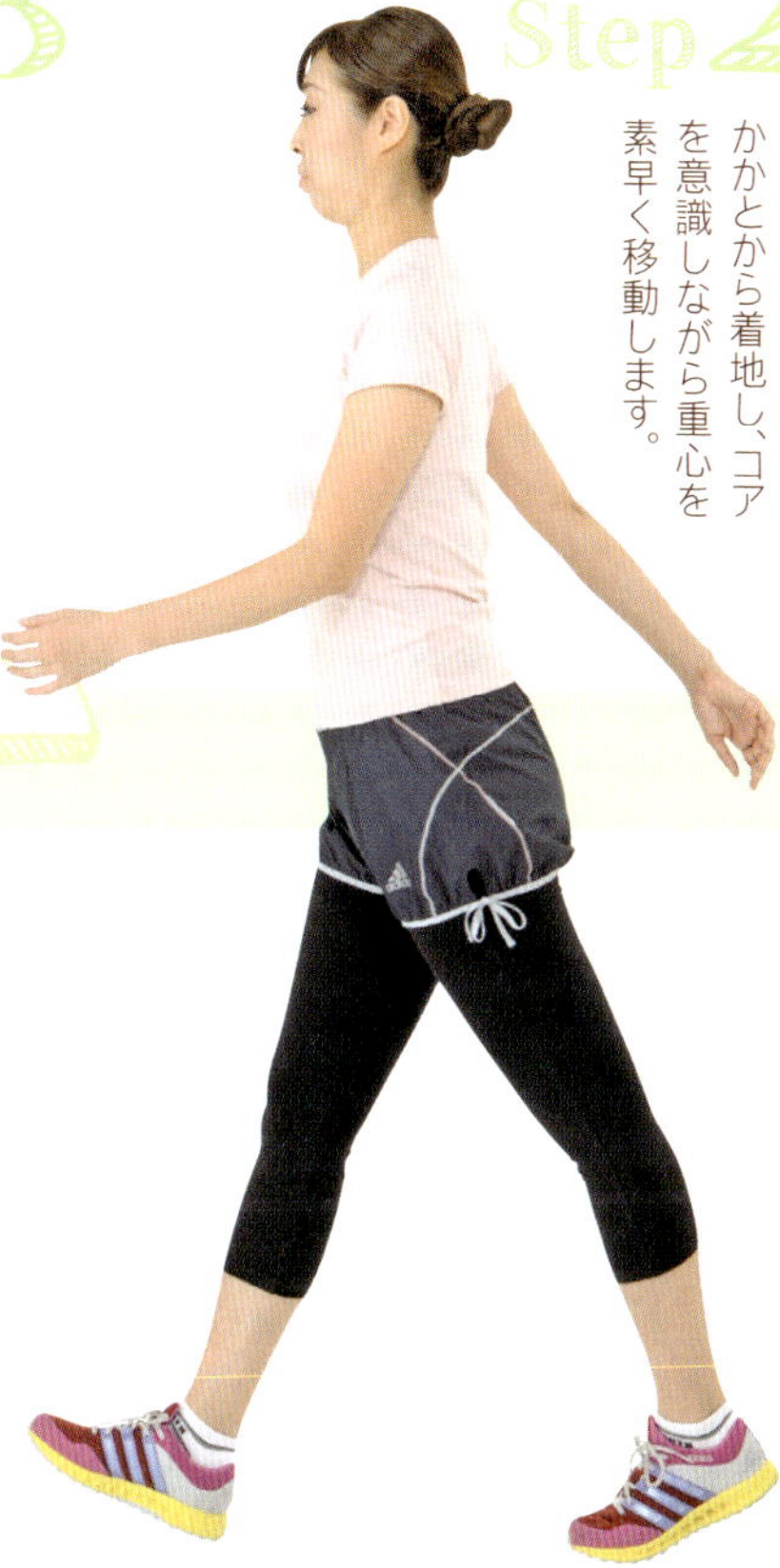

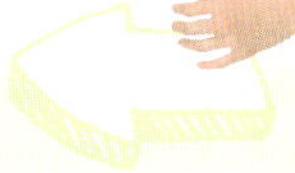

Step 3

足裏全体で着地し、Step1からの動作を繰り返します。

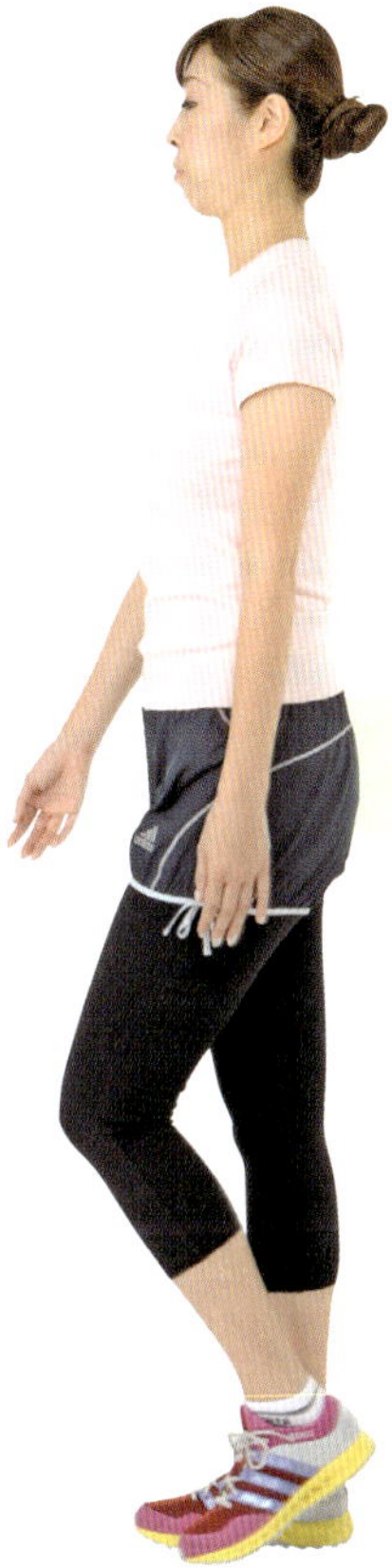

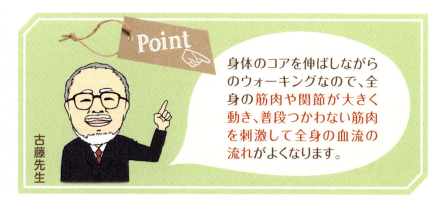

Point

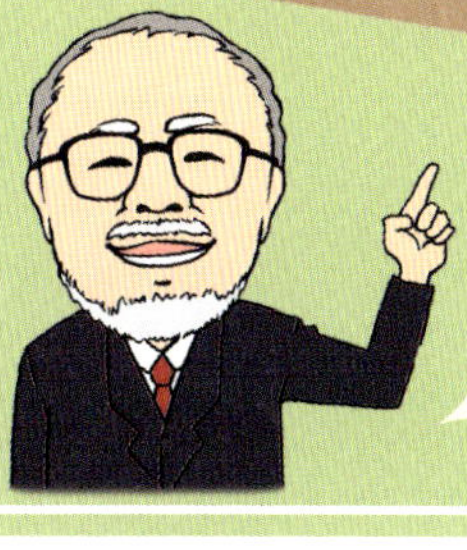

古藤先生

身体のコアを伸ばしながらのウォーキングなので、全身の筋肉や関節が大きく動き、普段つかわない筋肉を刺激して全身の血流の流れがよくなります。

古藤式コアストレッチウォーキング

連続動作

Step 1

胸から歩くようなかんじで脚を振り出すので、重心を移動させたときに脚のかかとが浮き上がり、腰が前方に移動します。

おなかの力が抜けないように、おへそを引き込んで、ウエストを細くした状態を維持します。

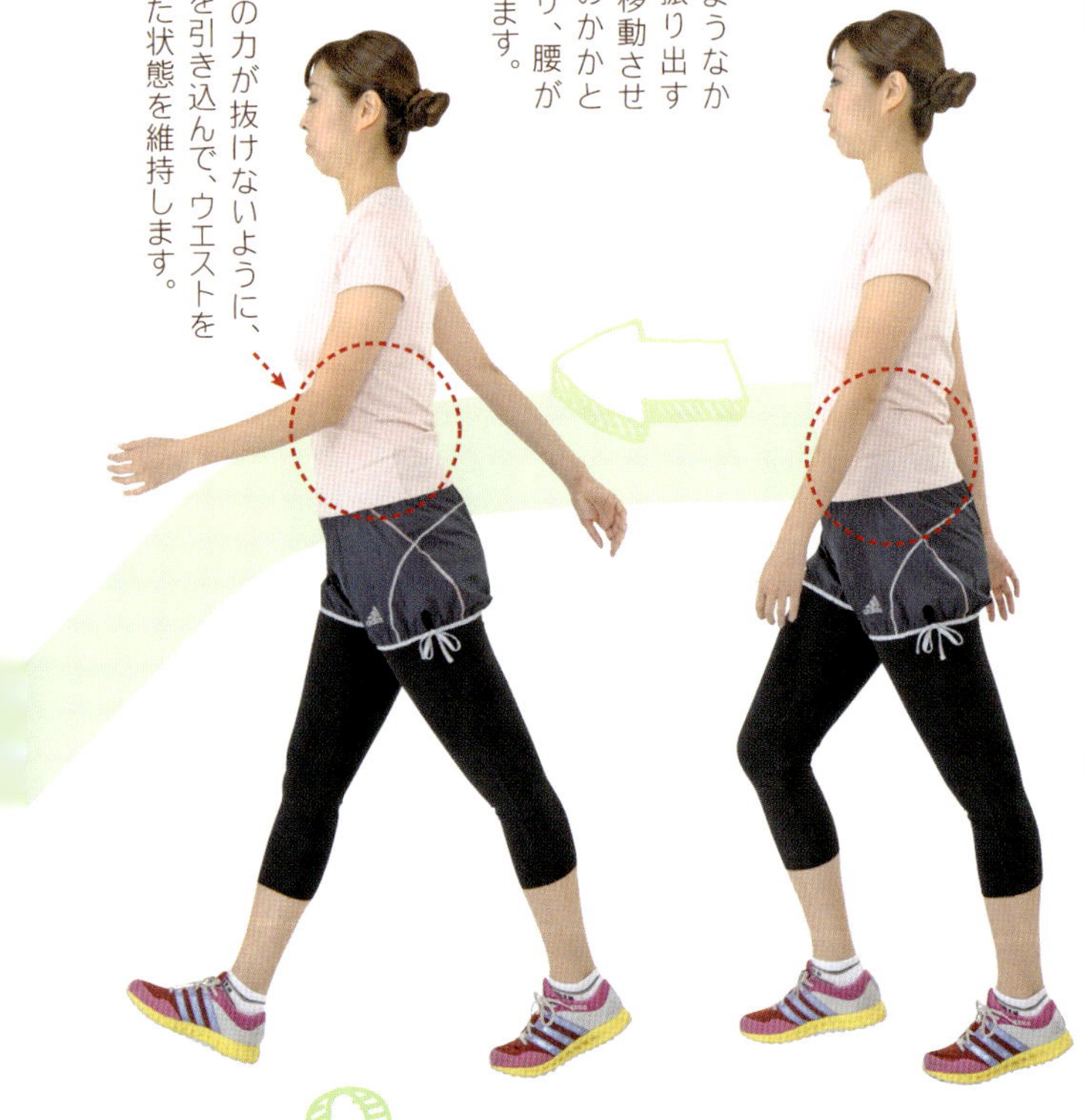

Step 2

かかとから着地し、移動した重心を支えるようなかんじになります。

44～45ページの歩き方をもう少し詳しく連続動作で見てみましょう。この流れをつかんだ歩きができれば、「古藤式コアストレッチウォーキング」のマスターです。

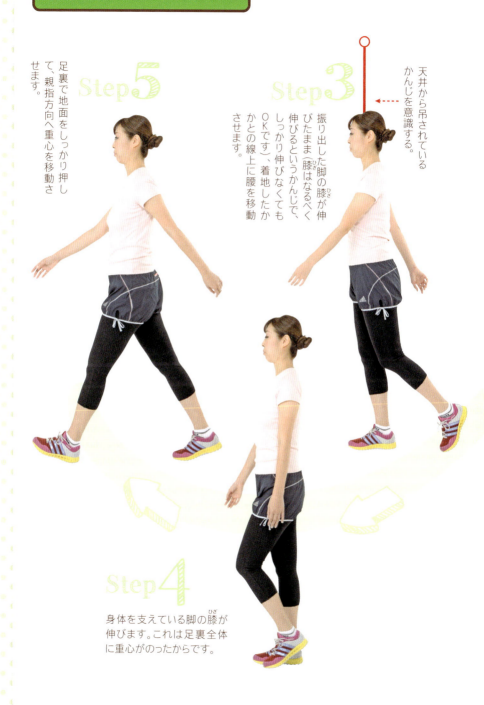

Step 3

天井から吊されているかんじを意識する。

振り出した脚の膝《ひざ》が伸びたまま（膝《ひざ》はなるべく伸びるというかんじで、しっかり伸びなくてもOKです）、着地したかかとの線上に腰を移動させます。

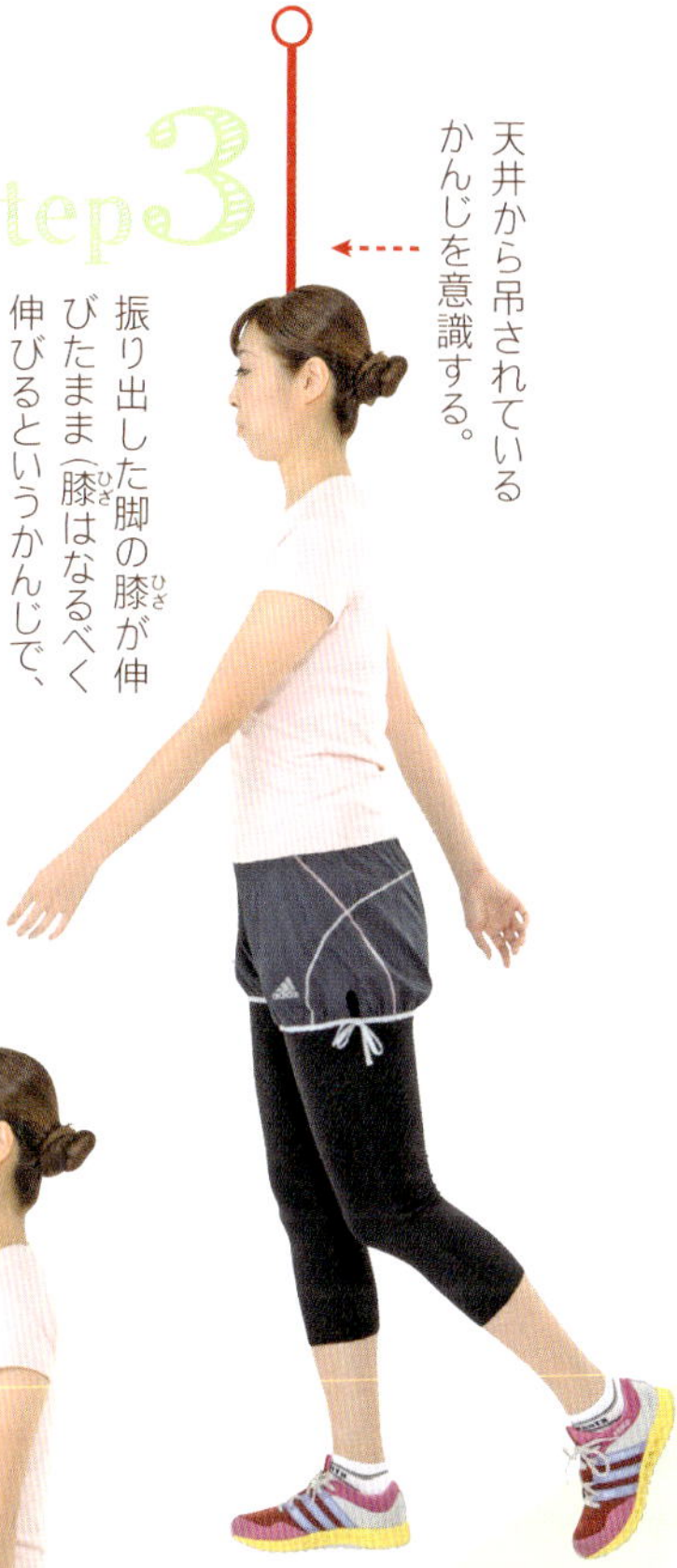

Step 4

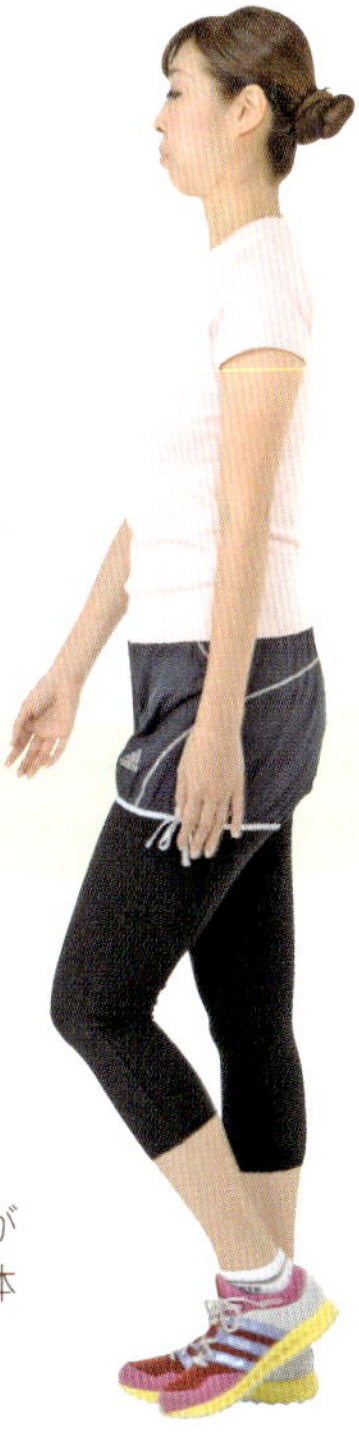

身体を支えている脚の膝《ひざ》が伸びます。これは足裏全体に重心がのったからです。

Step 5

足裏で地面をしっかり押して、親指方向へ重心を移動させます。

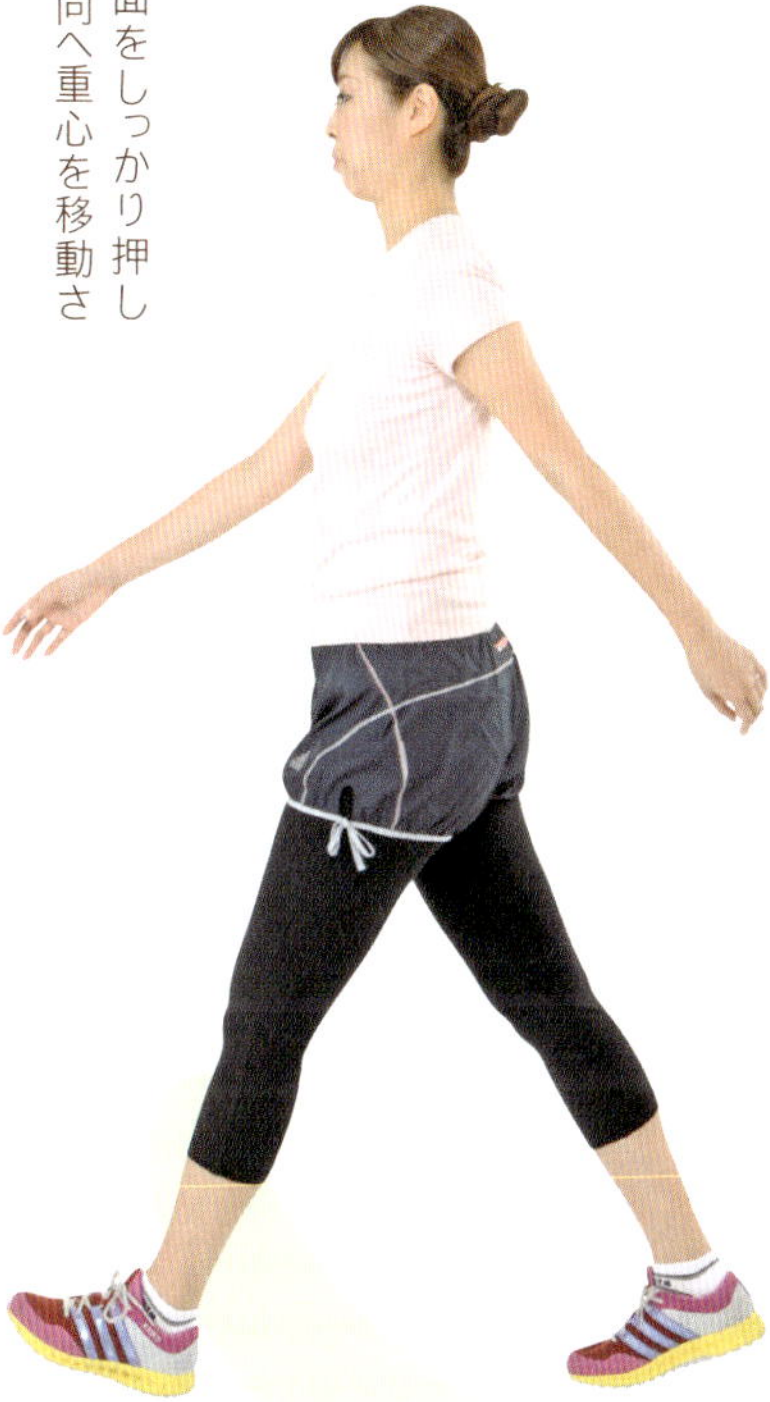

古藤式

コアストレッチウォーキング

ポイント①

胸から脚を振り出す

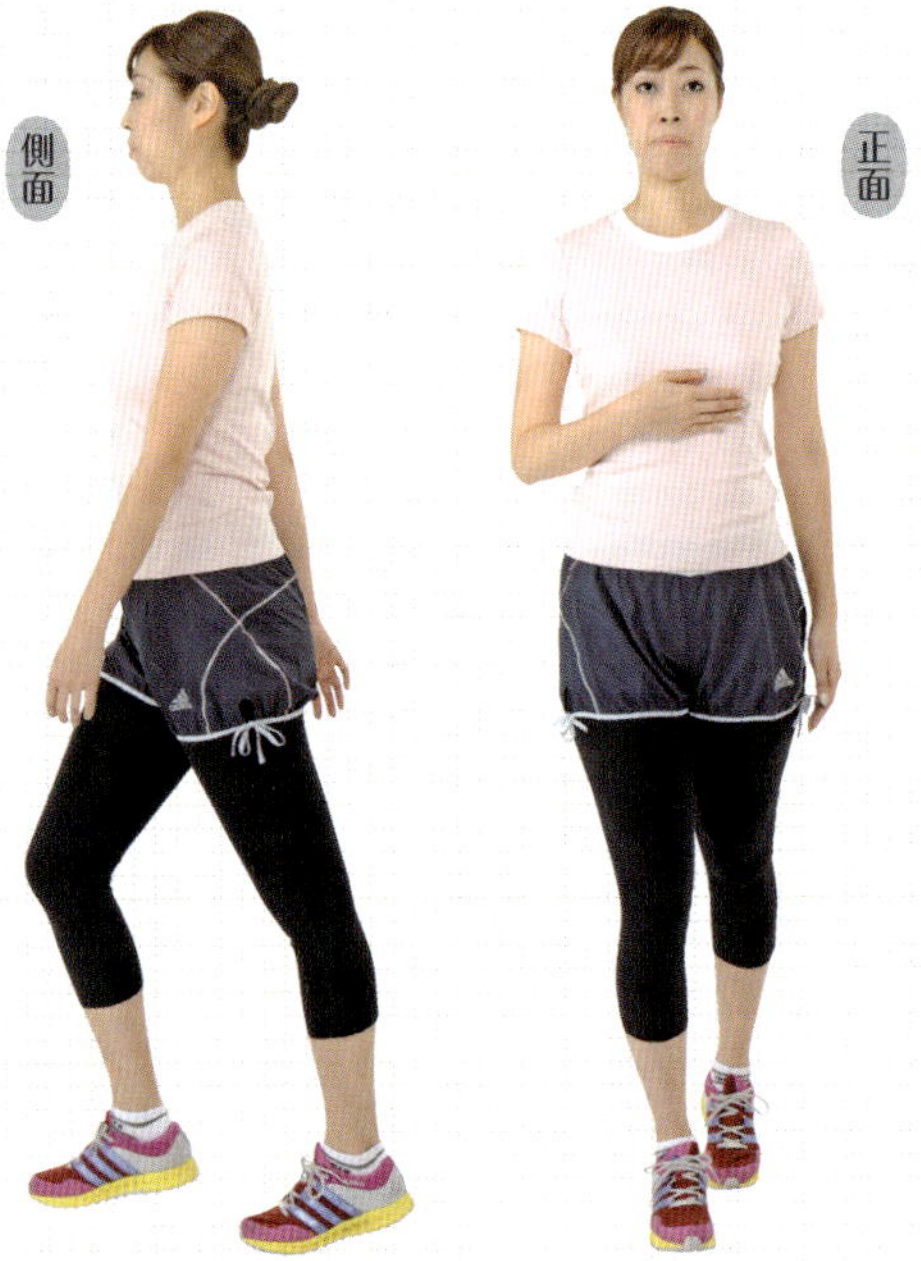

胸から脚を振り出すということは、体幹を意識しながらウォーキング全体の動きを始めます。

身体を動かすときは、コアにある大きな筋肉から動き始めて、徐々に末端の筋肉に伝えていくのが理想です。古藤式コアストレッチウォーキングは胸から脚を振り出すという体幹を意識したウォーキングなので、普段意識しない大きな筋肉に刺激が入ります。

＼動かしやすいひざ中心の動きはダメ!!／

動かしやすい膝《ひざ》中心の動きにならないように、コアを意識したウォーキングを目ざそう!

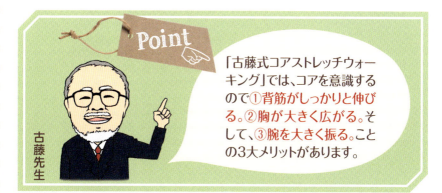

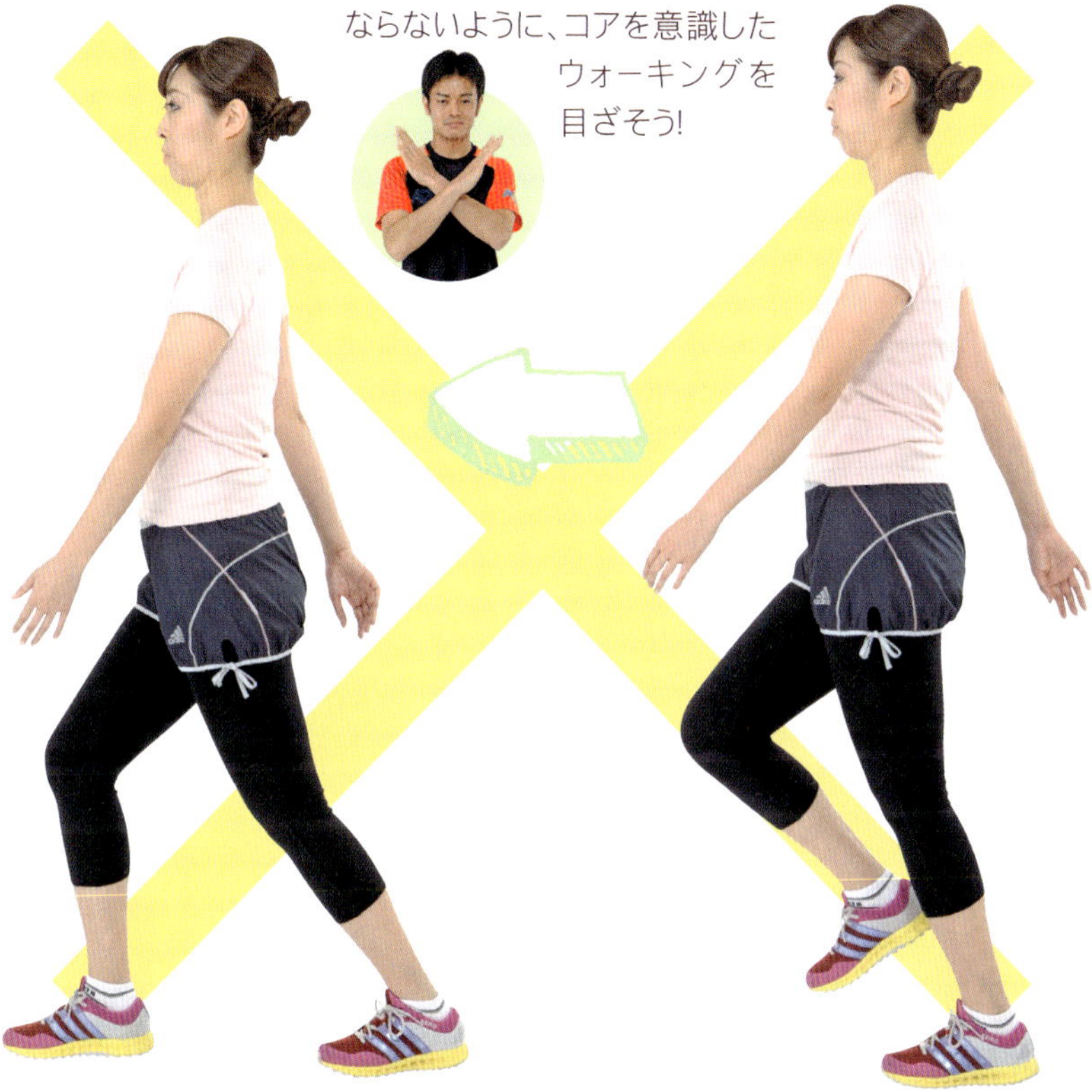

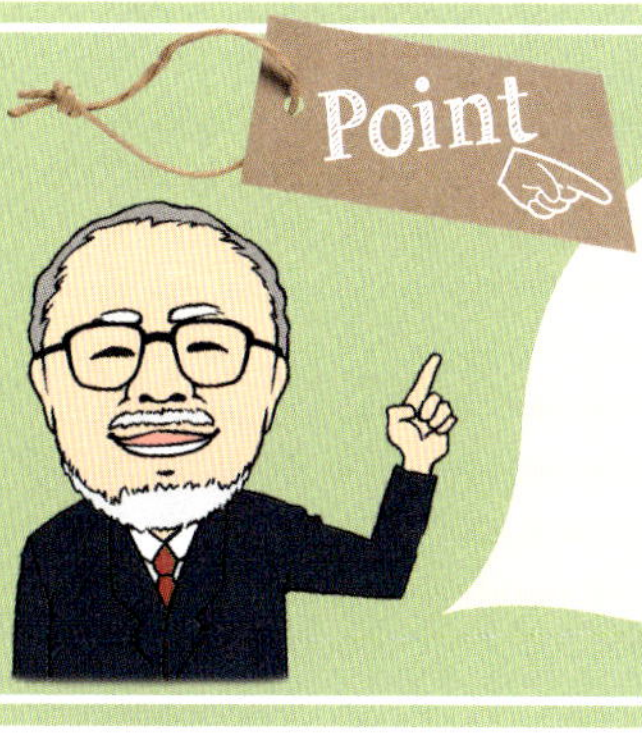

古藤先生

「古藤式コアストレッチウォーキング」では、コアを意識するので①背筋がしっかりと伸びる。②胸が大きく広がる。そして、③腕を大きく振る。ことの3大メリットがあります。

古藤式

コアストレッチウォーキング

ポイント②

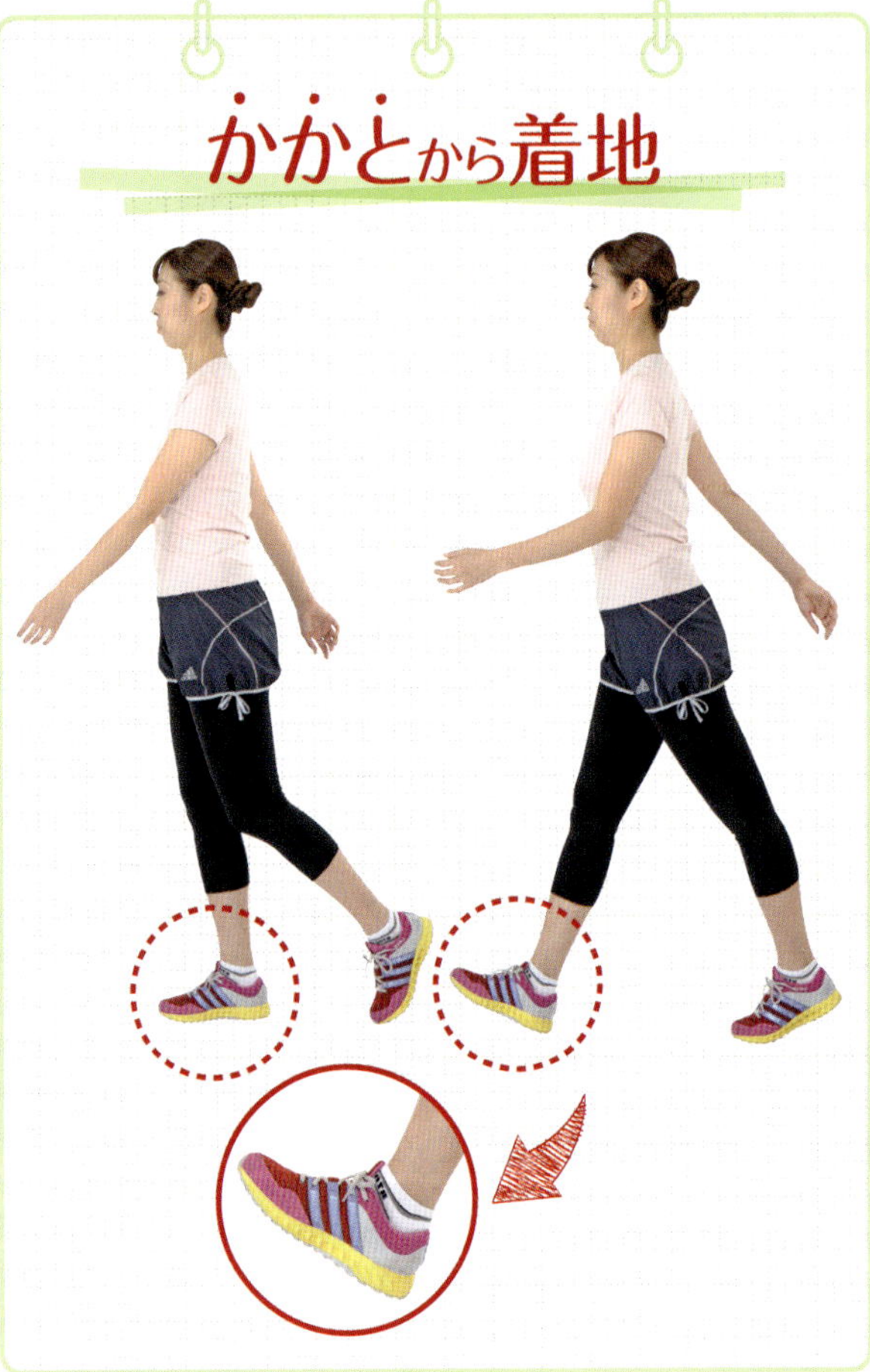

かかとからの着地は膝《ひざ》が自然と伸びていくので、膝《ひざ》関節への負担が少なく、腰や首などにも負荷がかかりにくくなります。また、かかとからの着地は、シューズの中の足が、自然に足を反りかえらせる動きになり、外反母趾《がいはんぼし》やむくみの予防にもなります。

ベタ足はひざへの負担があるのでダメ!!

ベタ足やつま先からの着地は、どうしても膝《ひざ》が曲がりやすくなるので、膝《ひざ》に負担がかかり、膝《ひざ》を痛める原因にもなる。

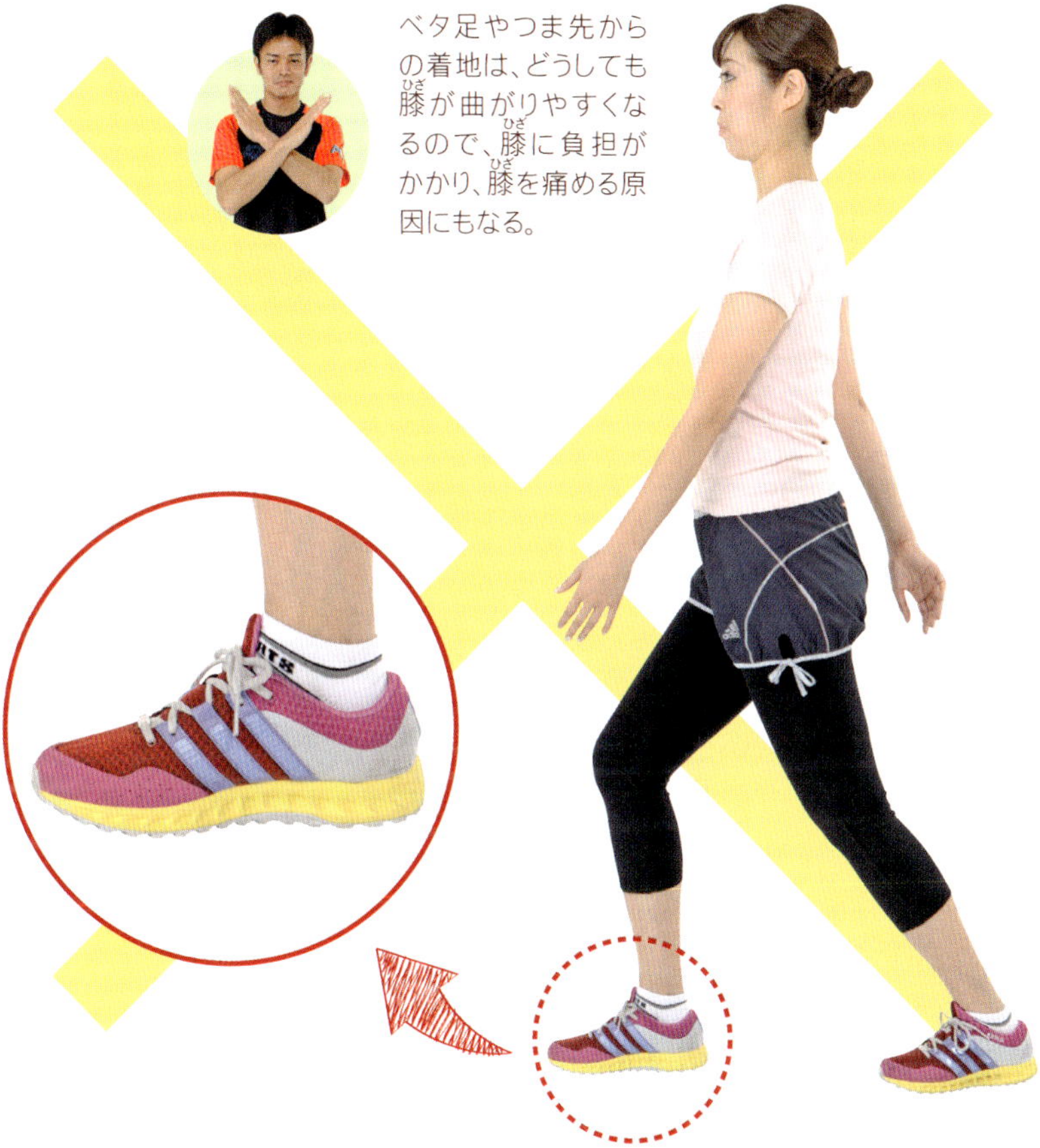

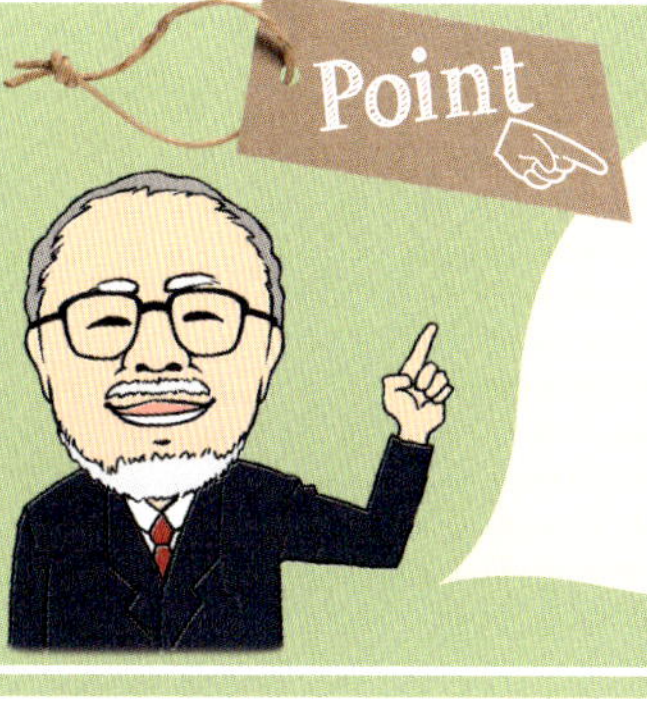

かかとからの着地は、①膝《ひざ》が伸びる。②身体全体に股関節《こかんせつ》中心の動きをとることができる。③ハムストリングス(脚の裏側の筋肉)のストレッチ効果があります。④ウォーキング全体に重心がスムーズに移動する。ことの4大メリットがあります。

古藤式

コアストレッチウォーキング

ポイント③

足裏全体で地面を押す

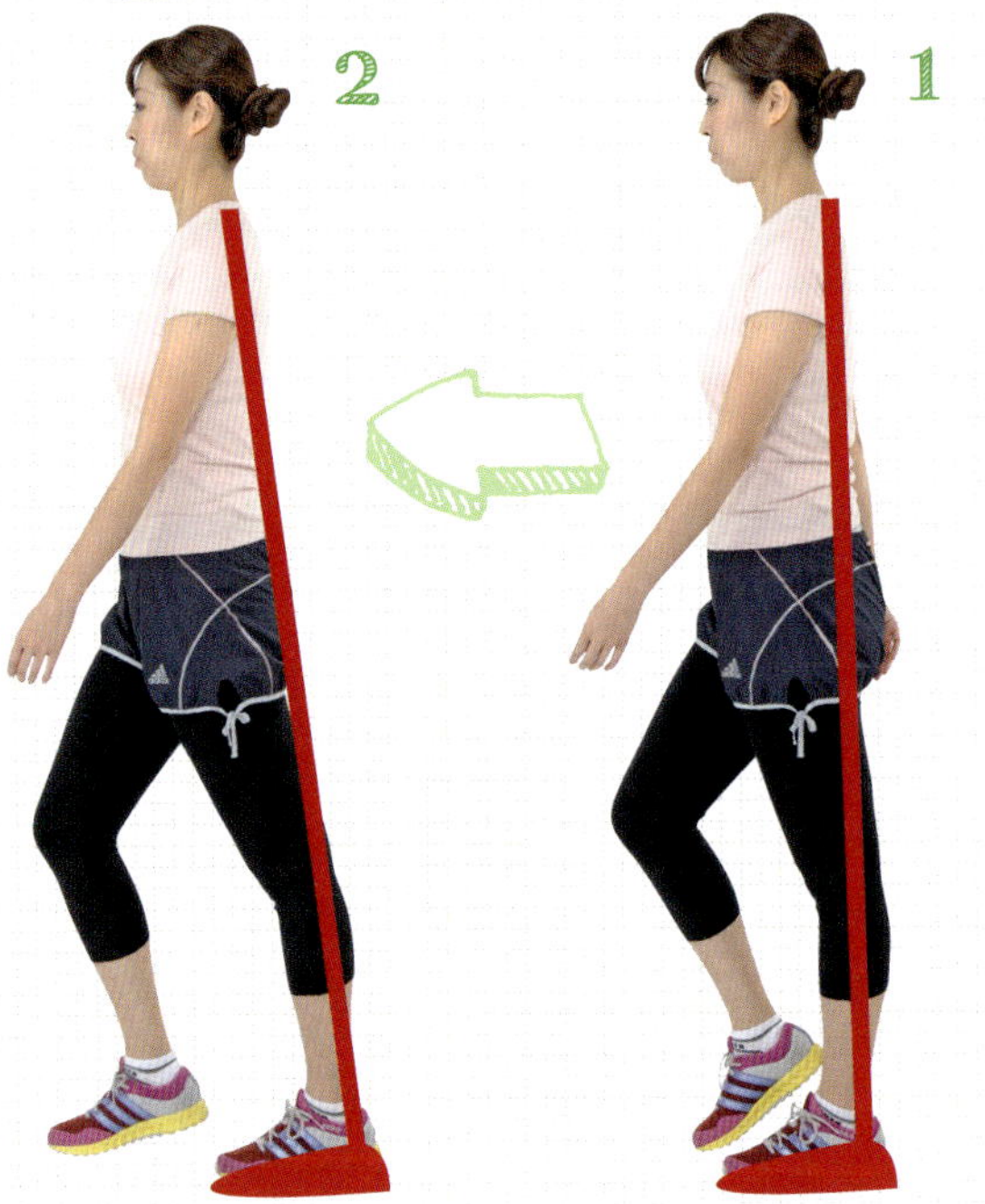

足裏全体で地面を押すということは、脚の裏全体から背筋部まで刺激がしっかり伝わります。

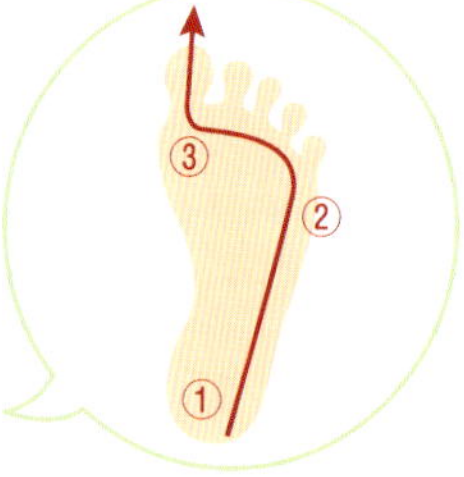

足の裏の重心移動

重心移動を①→②→③の順におこないましょう。この正しい重心移動がおこなわれないと、足の裏が硬くなったり、タコや魚の目の原因にもなります。

重心は母趾球《ぼしきゅう》へ移動していく!!

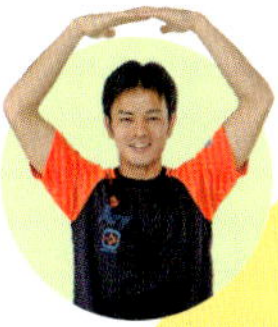

足裏全体で地面を押すと、重心は母趾球へと移動し、移動し終わった脚はリラックス状態になります。

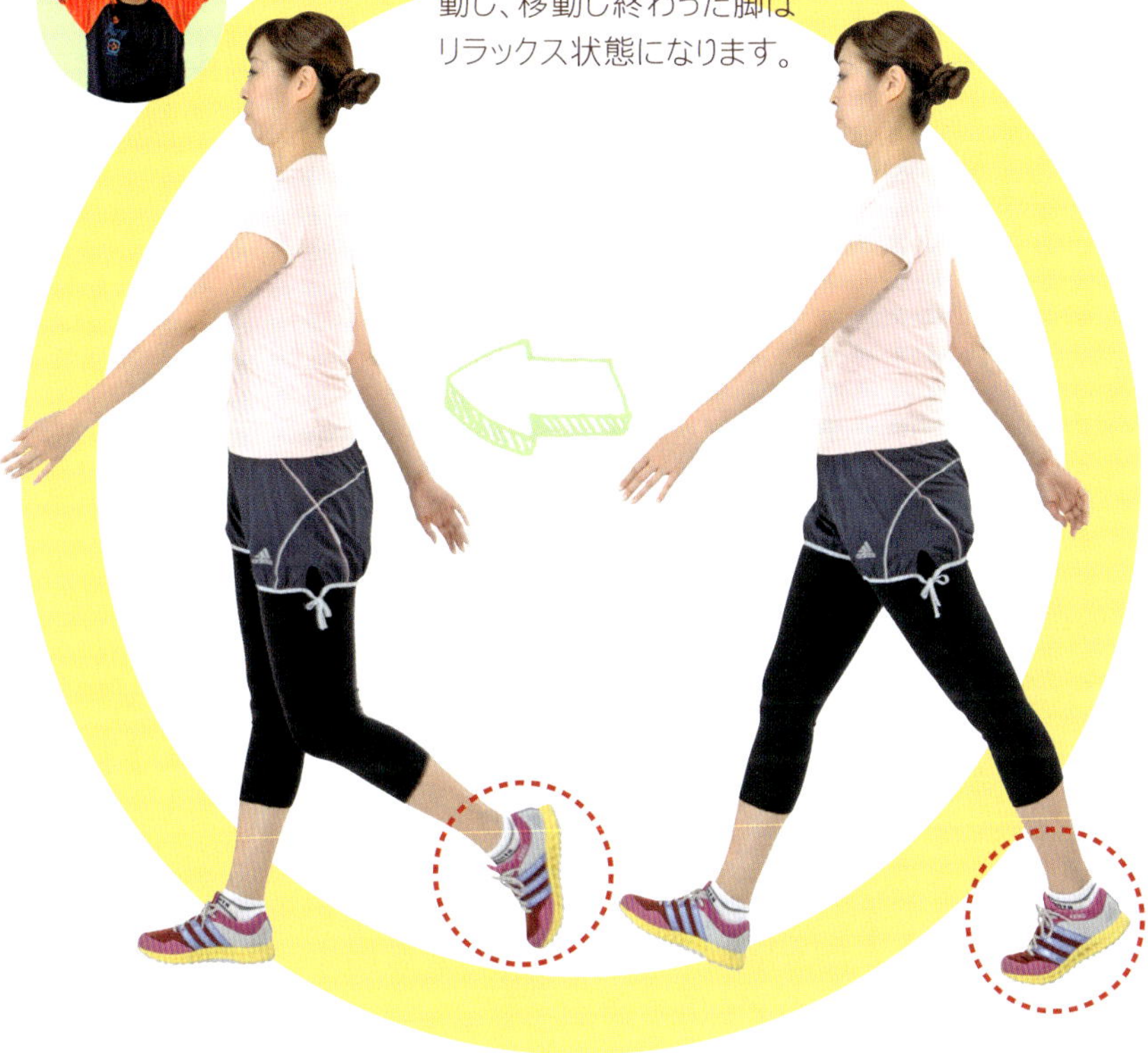

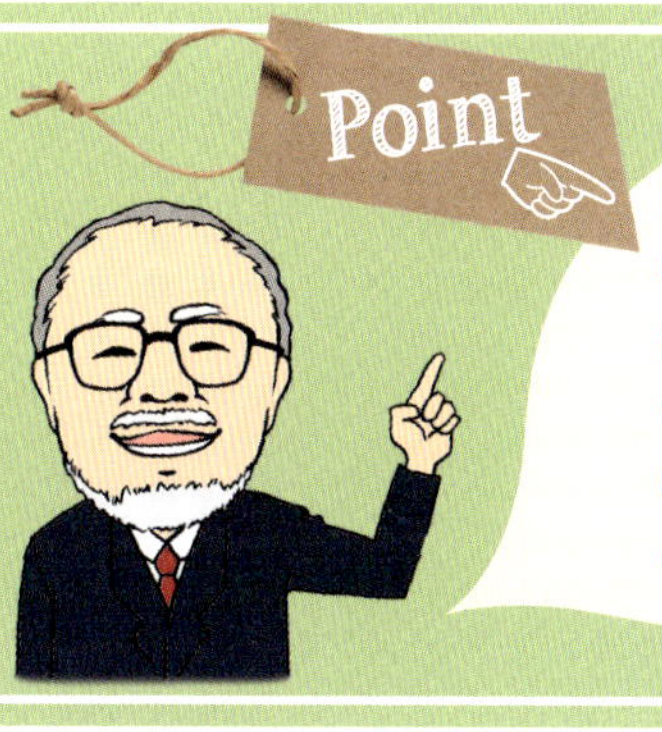

古藤先生

足裏全体で地面を押すと、①ふくらはぎの筋肉やハムストリングスなど脚部全体を刺激する。②腰の位置が高く膝《ひざ》が折れた状態にならない。③背中の筋肉を刺激する。ことの3大メリットがあります。

古藤式

片腕回しウォーキング

Step 1

片腕を顔の位置から斜め上にあげます。

【正面】

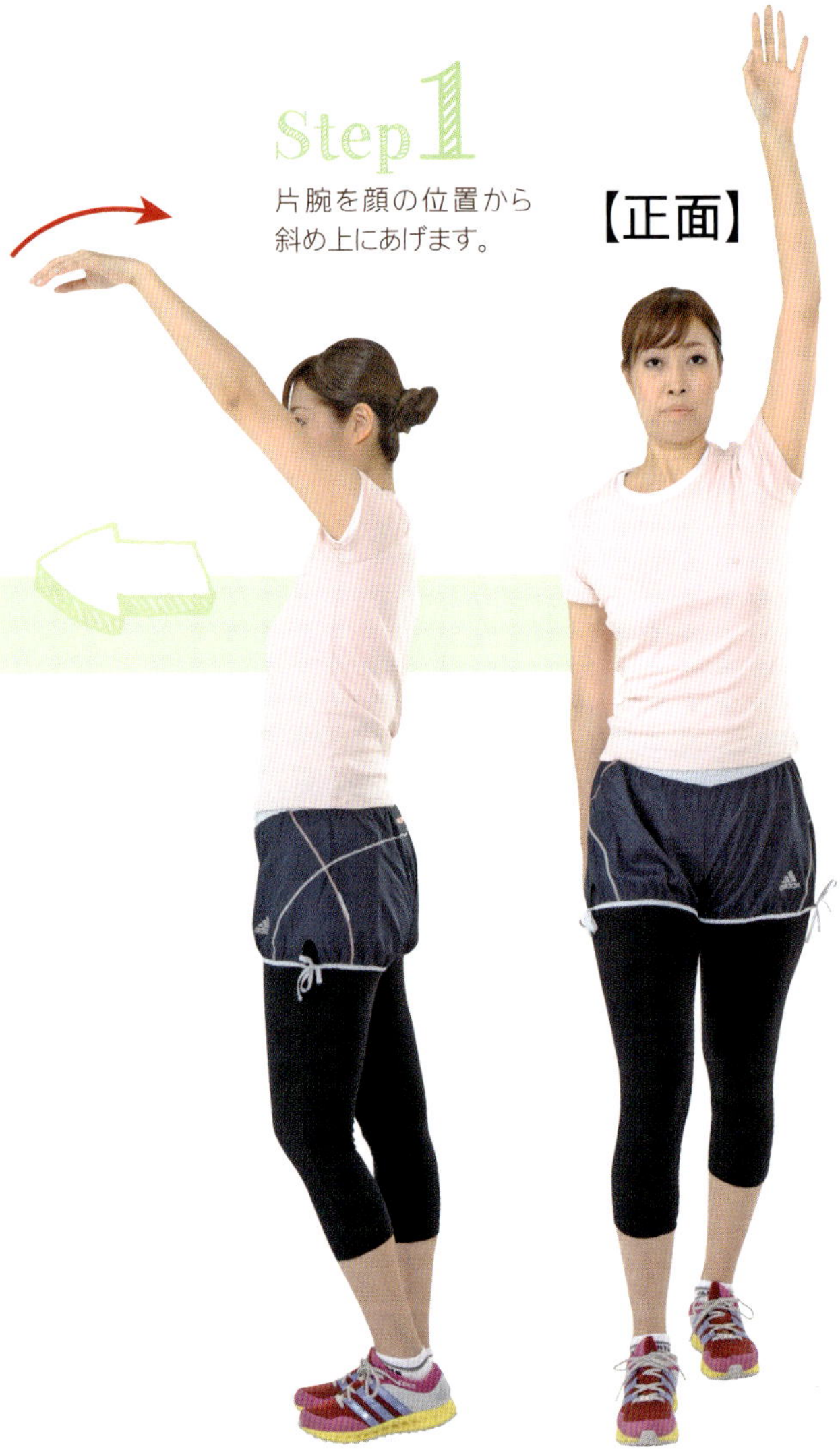

古藤式コアストレッチウォーキングの要領で、片腕を交互に回しながら、コアを意識して、身体を伸ばすように歩きます。回している腕と反対側の脚にしっかりと重心をのせましょう。歩きはゆっくりでもOKです。

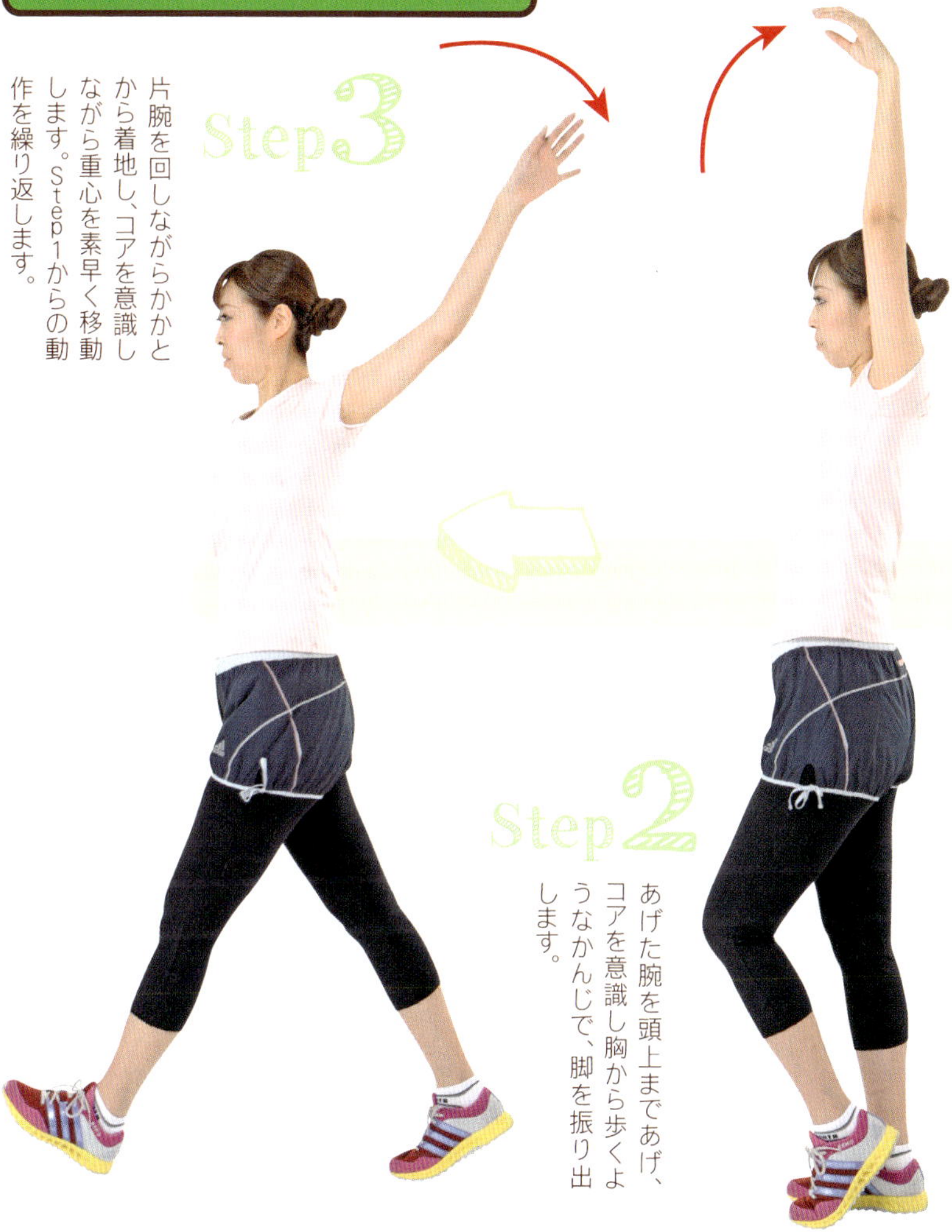

Step 2

あげた腕を頭上まであげ、コアを意識し胸から歩くようなかんじで、脚を振り出します。

Step 3

片腕を回しながらかかとから着地し、コアを意識しながら重心を素早く移動します。Step1からの動作を繰り返します。

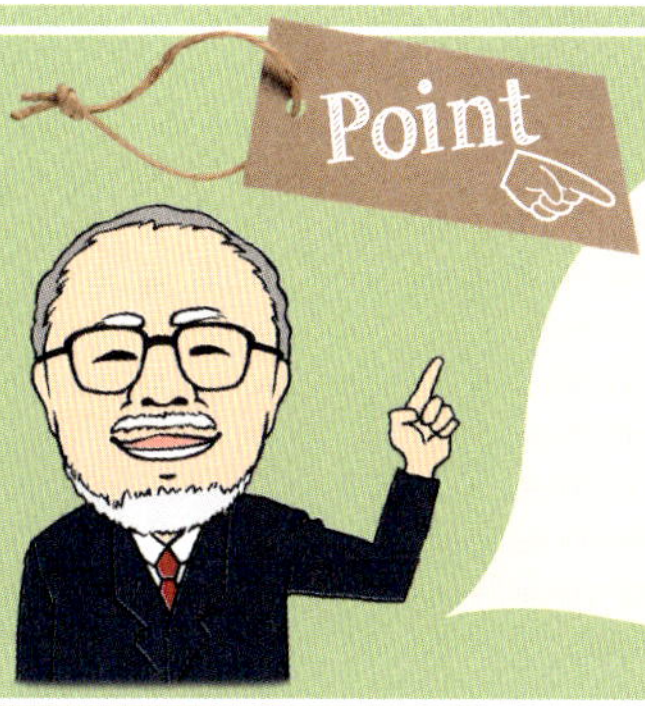

体幹を意識しないと、姿勢がくずれやすくバランスを失うので、真っすぐ前へを意識しましょう。

アンチエイジングウォーク③

古藤式

両腕回しウォーキング

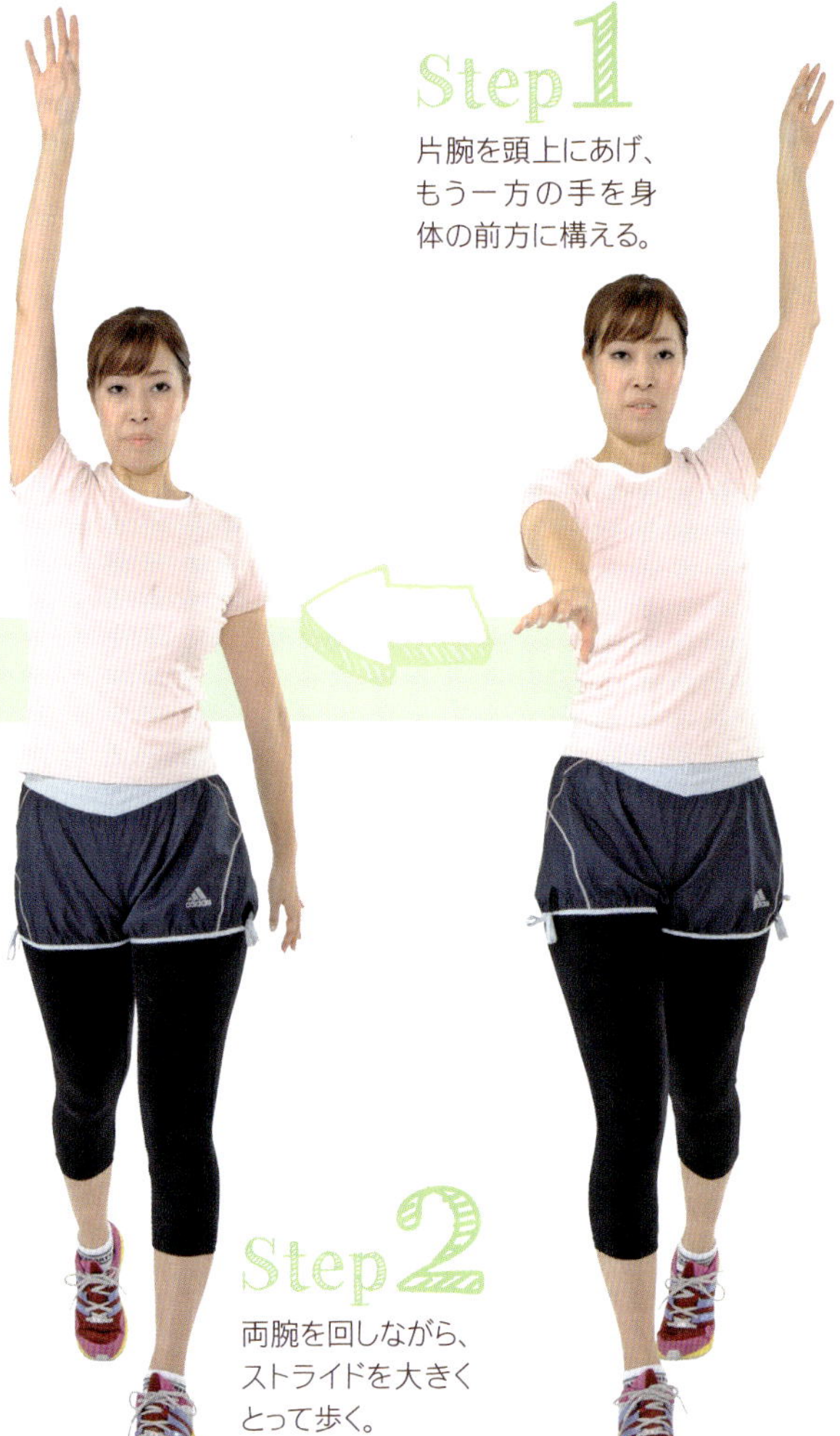
Step1
片腕を頭上にあげ、
もう一方の手を身
体の前方に構える。
Step2
両腕を回しながら、
ストライドを大きく
とって歩く。

古藤式コアストレッチウォーキングの要領で、両腕を交互に回しながら歩きます。片腕回しと同じようにコアを意識しながら身体を伸ばすように歩きます。両腕を回しながら、ストライドを大きくとります。片足に重心を移動させながら、ゆっくり歩きます。

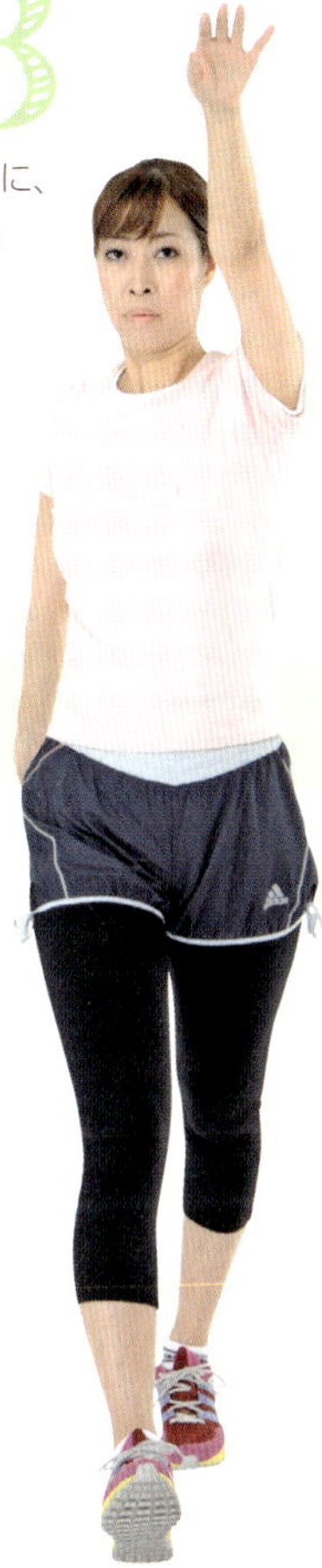

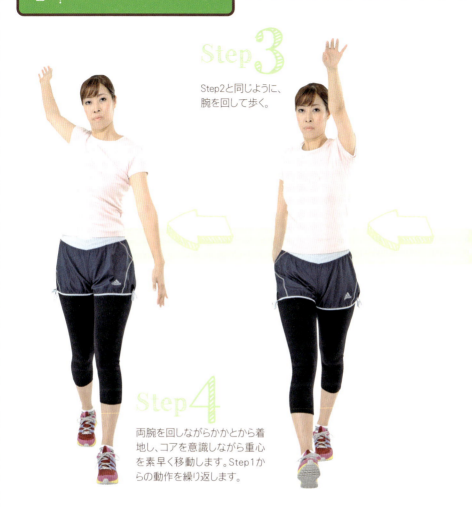

Step3

Step2と同じように、
腕を回して歩く。

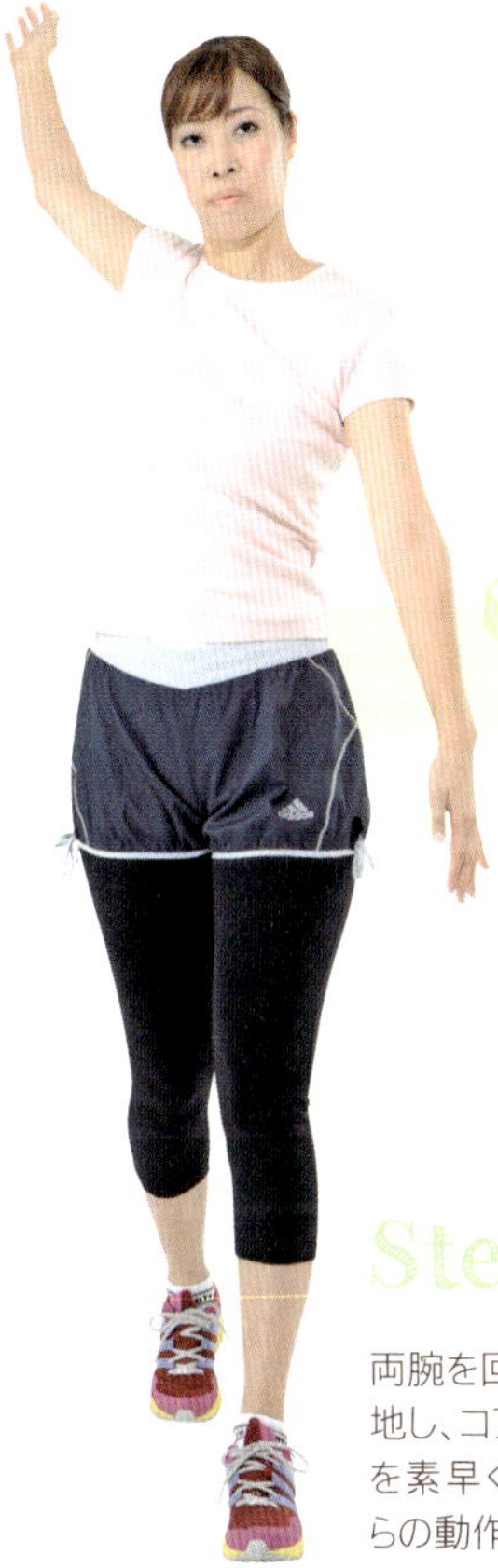

Step4

両腕を回しながらかかとから着地し、コアを意識しながら重心を素早く移動します。Step1からの動作を繰り返します。

Point

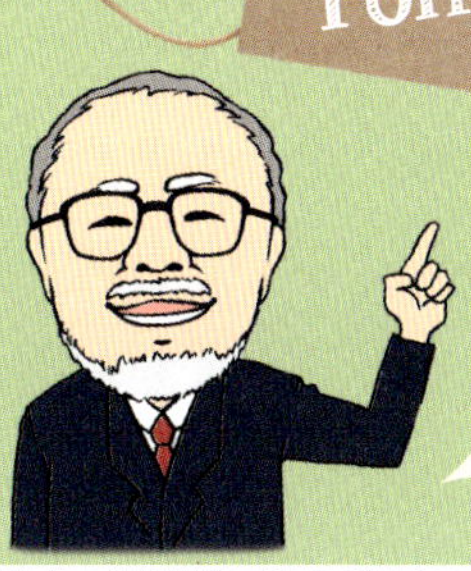

古藤先生

「古藤式コアストレッチウォーキング」の効果のほかに、肩甲骨《けんこうこつ》周辺や背中の筋肉をやわらかくし、片足ずつ重心を移動する感覚をやしないます。

古藤式

ブラジル体操ウォーキング

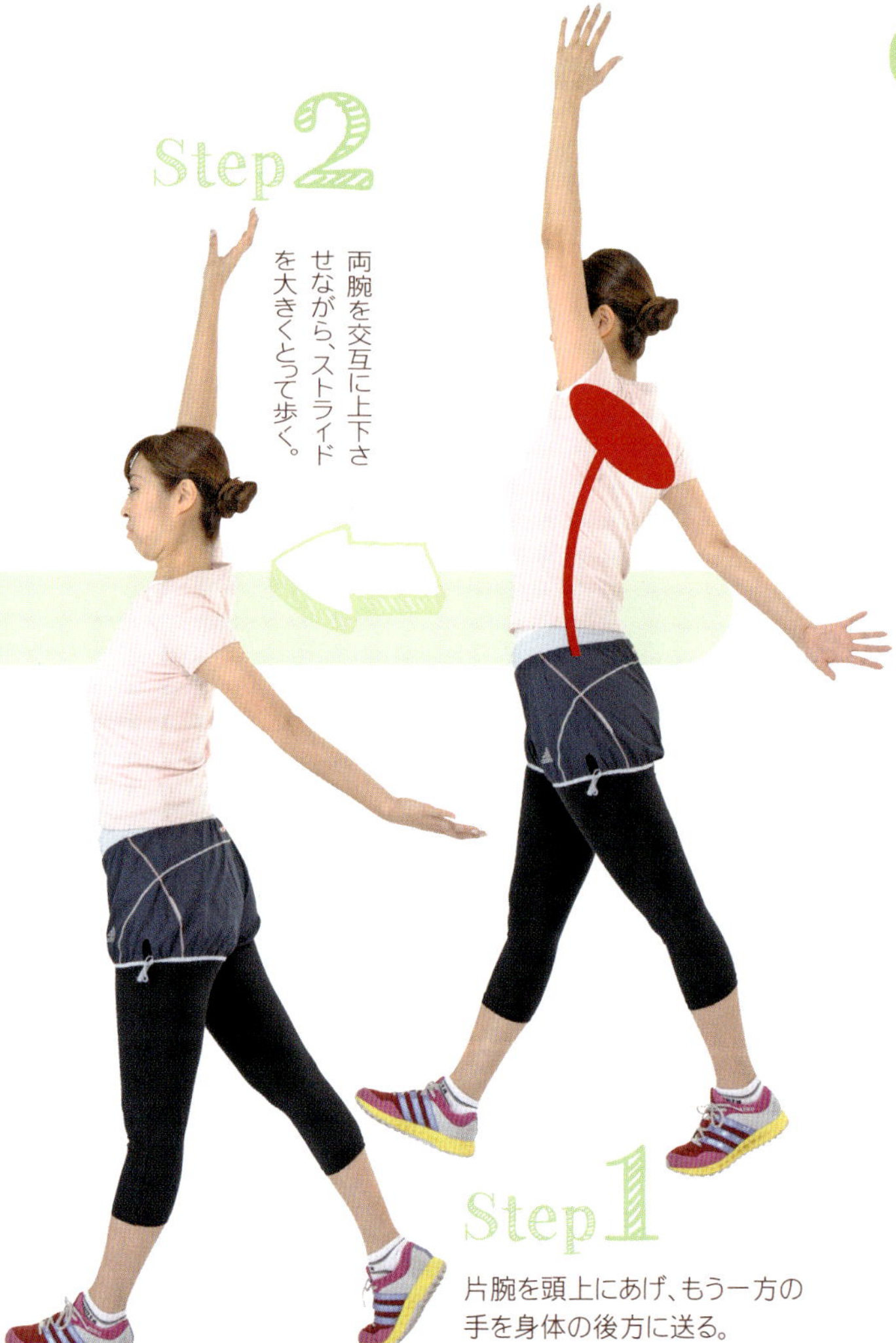
Step 2
両腕を交互に上下させながら、ストライドを大きくとって歩く。
Step 1
片腕を頭上にあげ、もう一方の手を身体の後方に送る。

ブラジル体操とはサッカーの選手が試合前のウォーミングアップに取り入れているエクササイズで「関節の可動域を広げることが目的」です。古藤式ブラジル体操ウォーキングは、上体が弓なりになるように大きくストレッチをしながらのウォーキングです。

Step3

Step2と同じように、腕を交互に上下させて歩く。

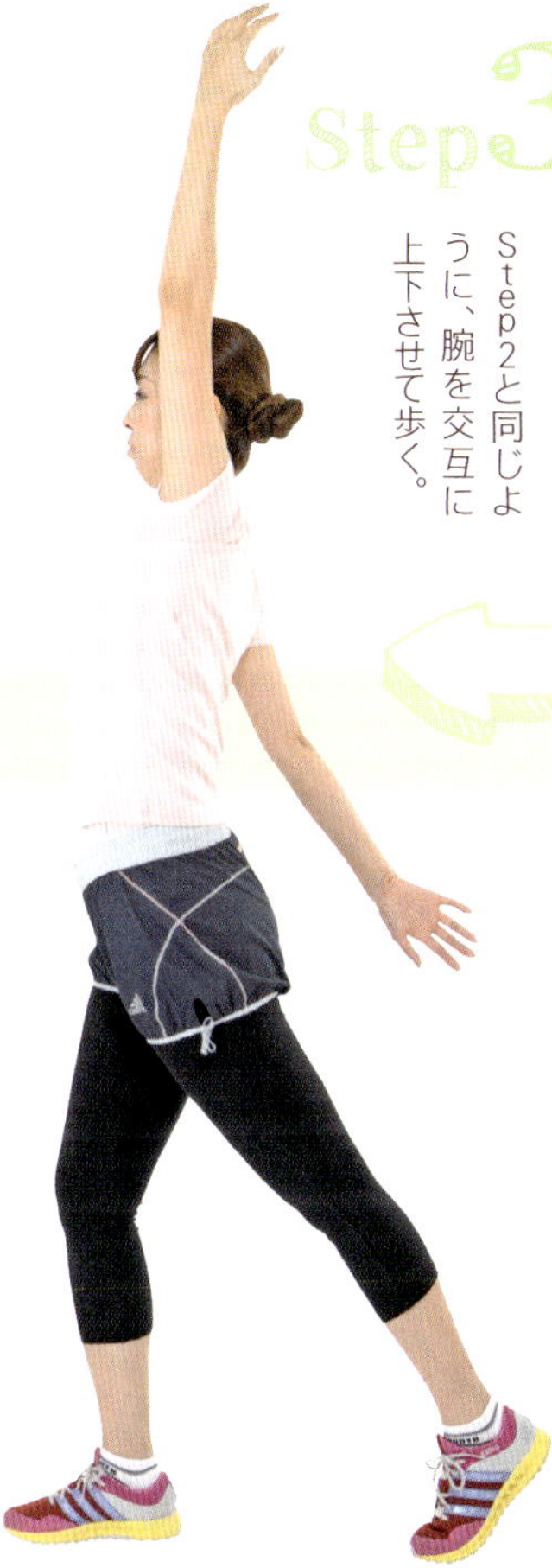

Step4

かかとから着地し、コアを意識しながら重心を素早く移動します。Step1からの動作を繰り返します。

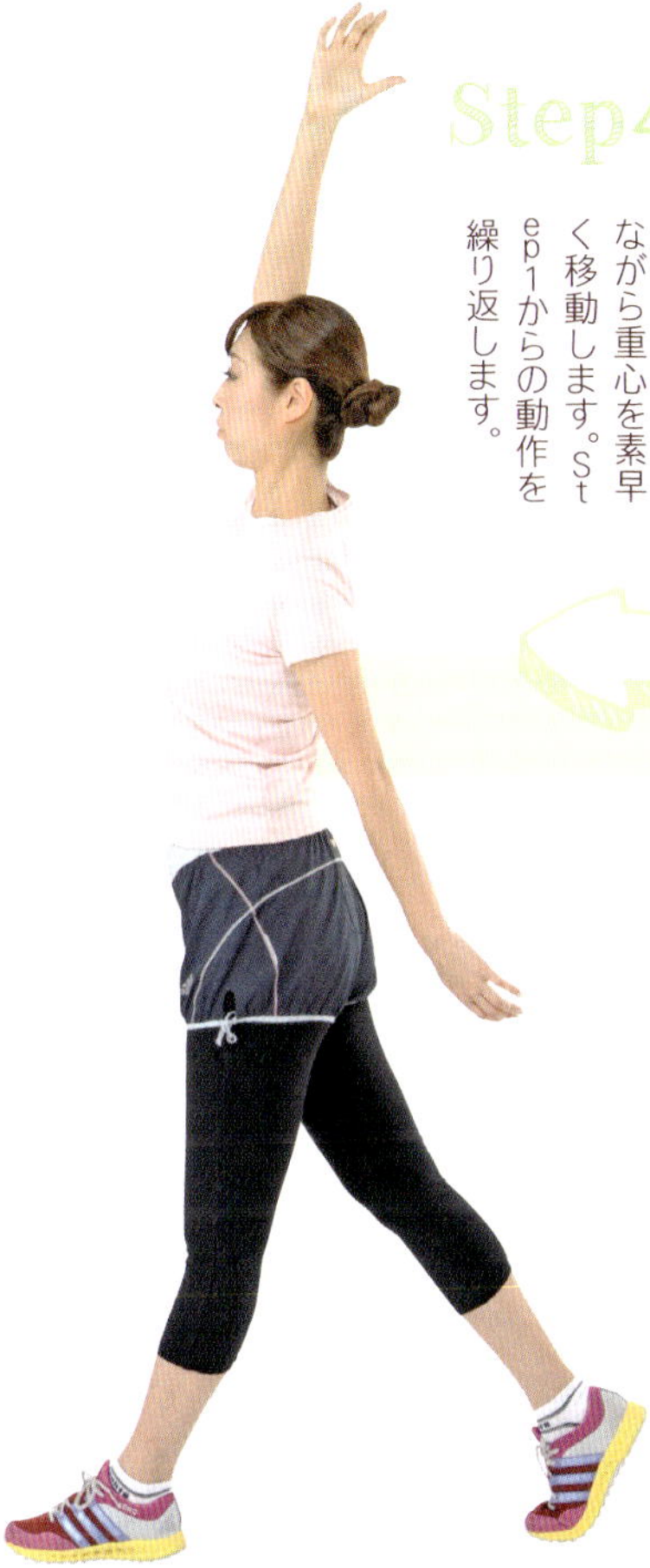

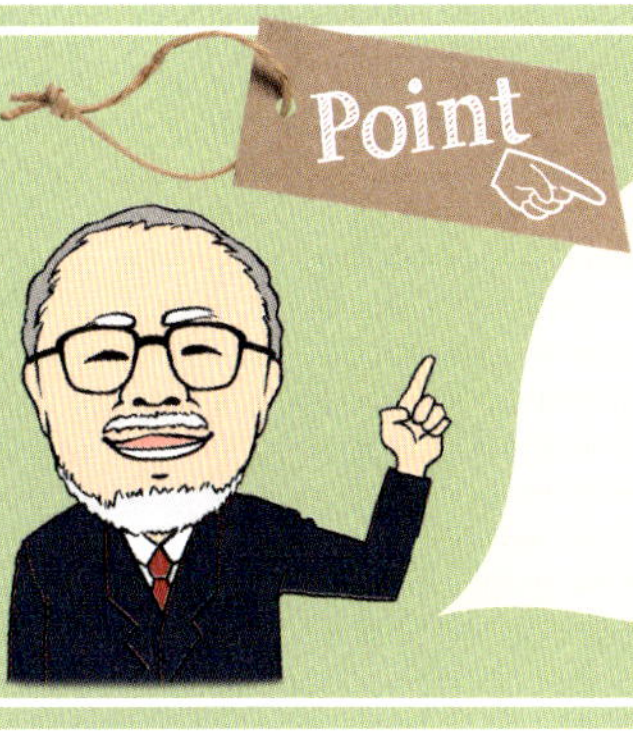

古藤先生

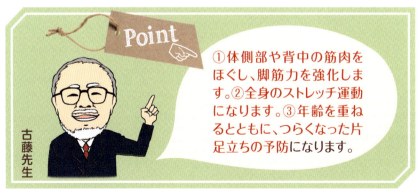

①体側部や背中の筋肉をほぐし、脚筋力を強化します。②全身のストレッチ運動になります。③年齢を重ねるとともに、つらくなった片足立ちの予防になります。

古藤式 ランジウォーキング

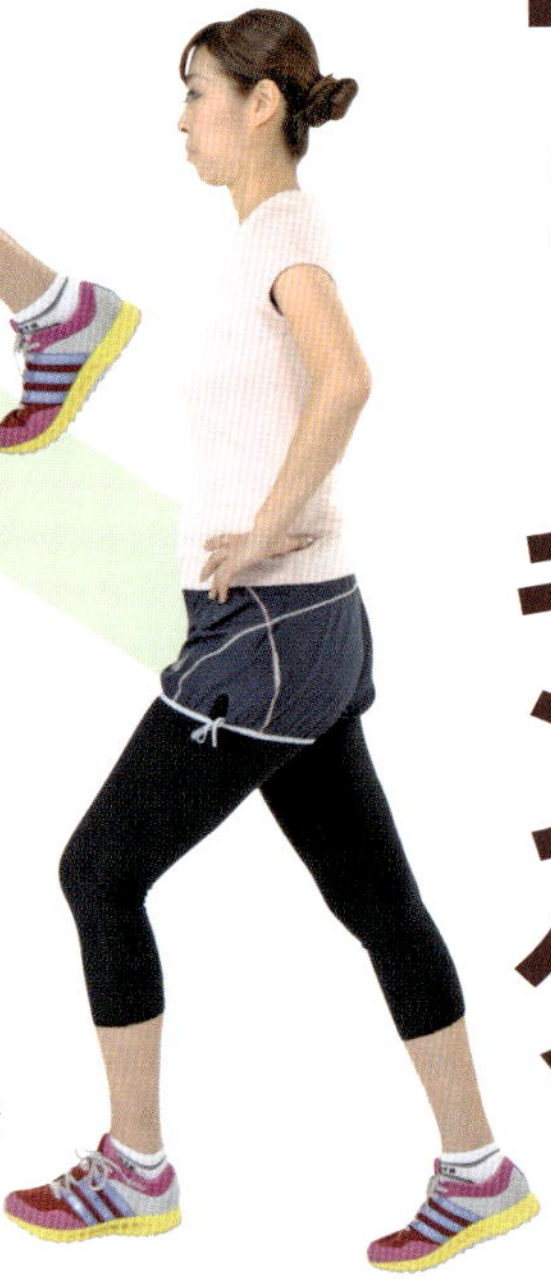

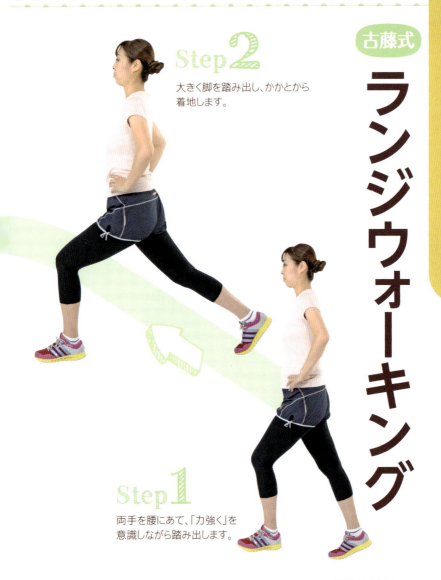

Step 1

両手を腰にあて、「力強く」を意識しながら踏み出します。

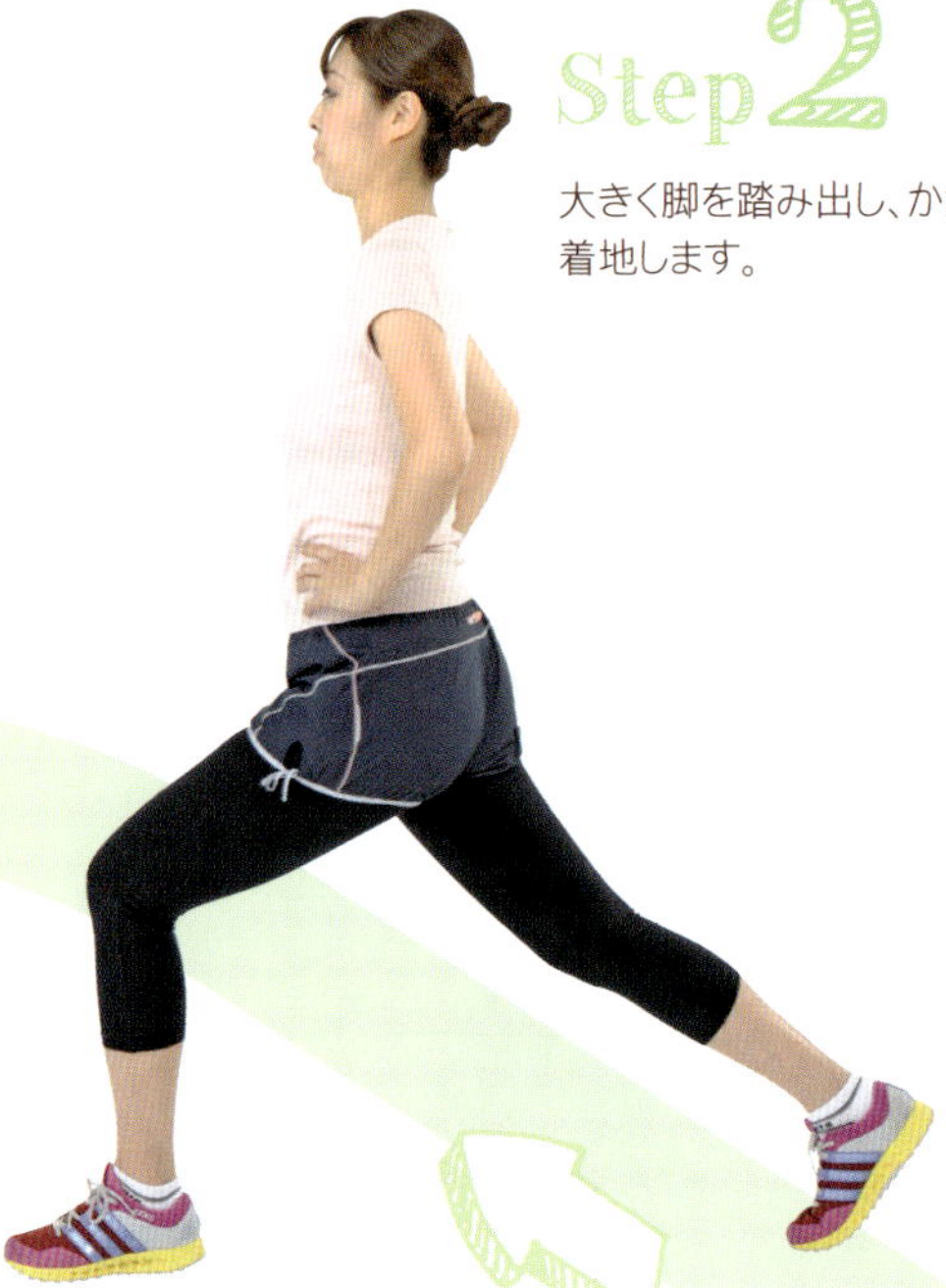

Step 2

大きく脚を踏み出し、かかとから着地します。

　ランジとはウェイトトレーニングの1つで、大腿四頭筋《だいたいしとうきん》やお尻の筋肉を刺激します。

　古藤式ランジウォーキングでは、あまり使われることのない筋肉を意識的に鍛えるウォーキングです。下半身に負荷をかけながら、一歩一歩しっかり前に踏み出して歩きます。

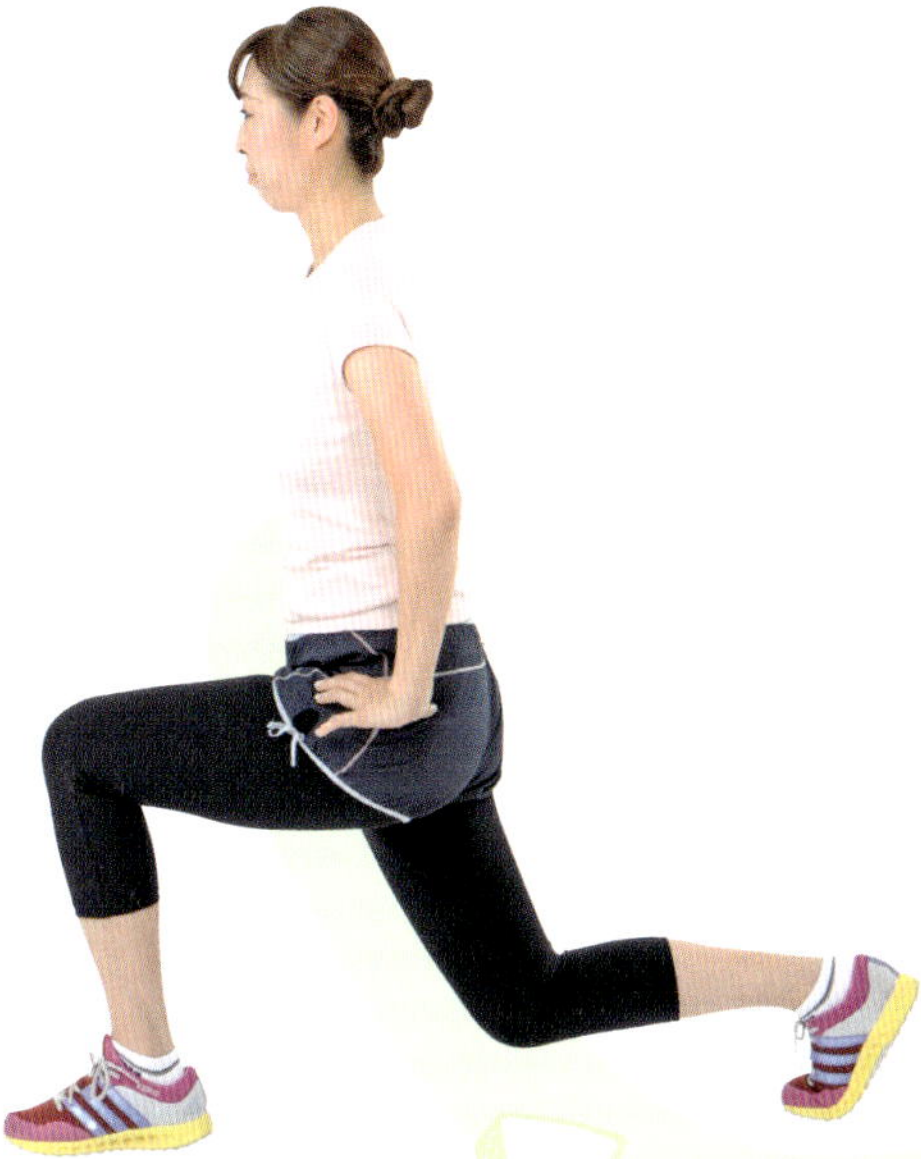

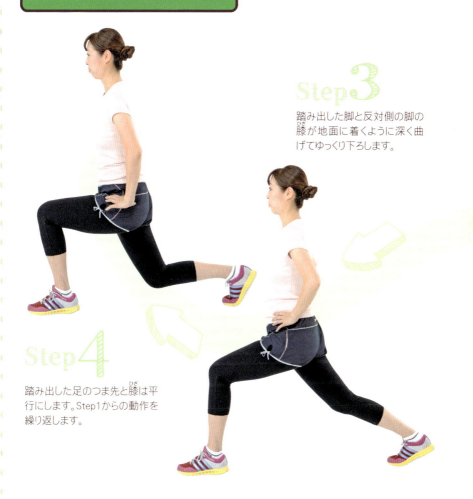

Step3

踏み出した脚と反対側の脚の膝《ひざ》が地面に着くように深く曲げてゆっくり下ろします。

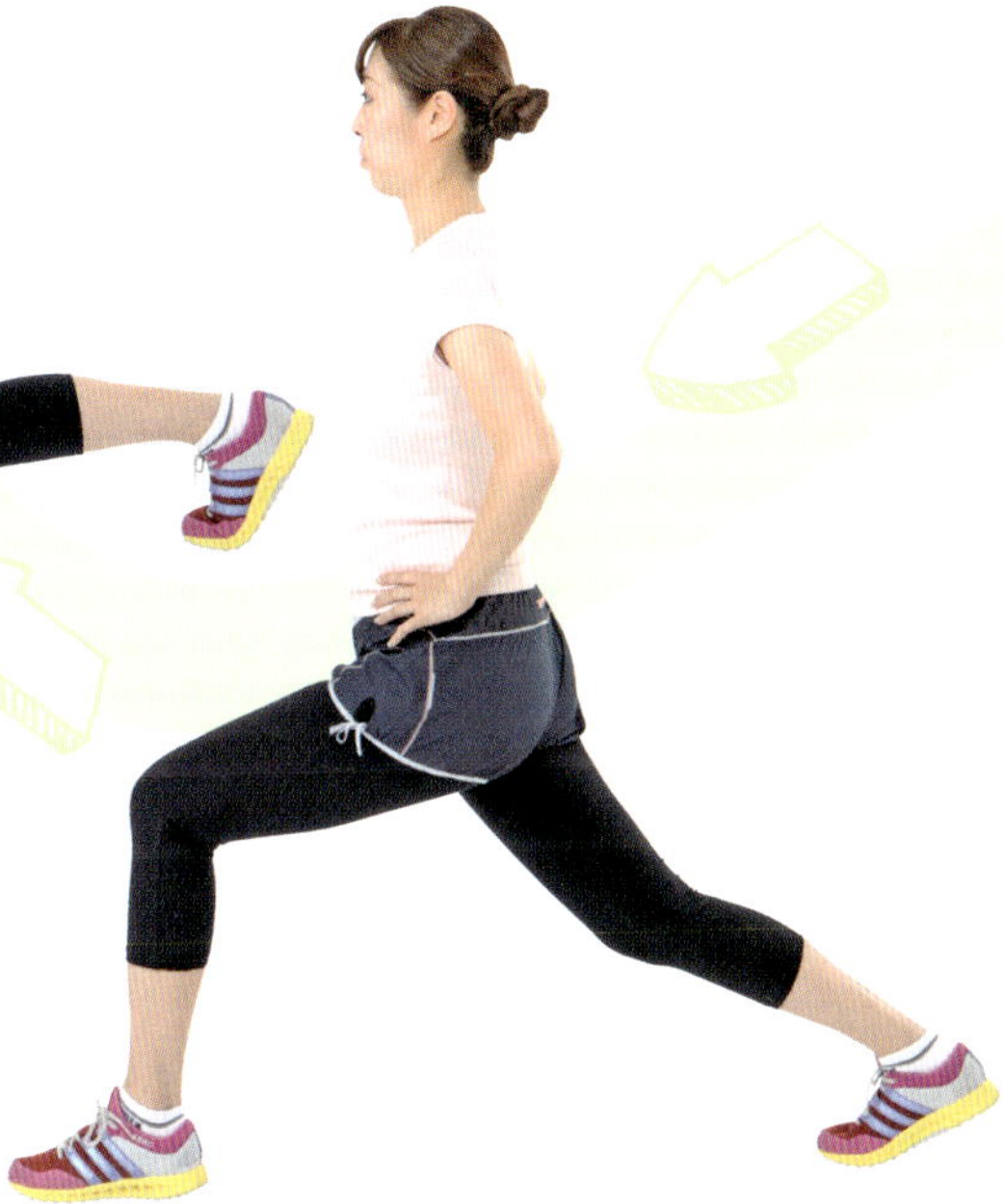

Step4

踏み出した足のつま先と膝《ひざ》は平行にします。Step1からの動作を繰り返します。

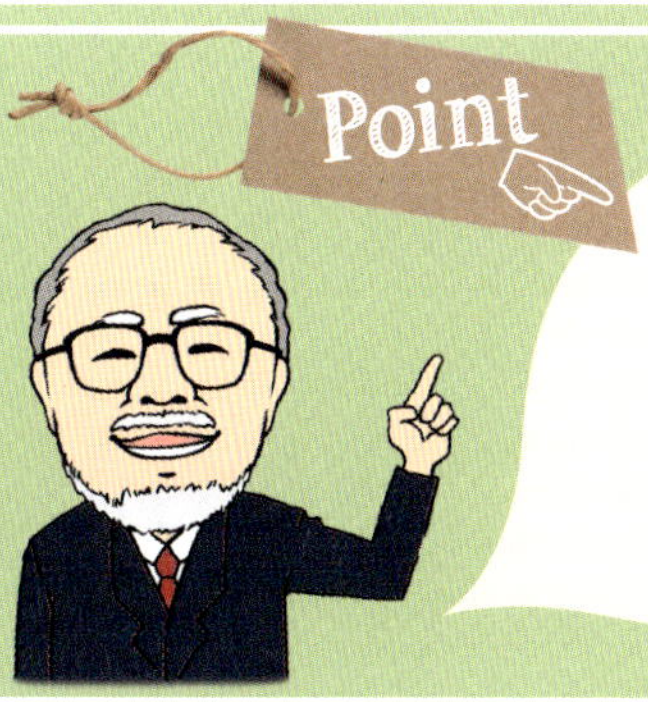

古藤先生

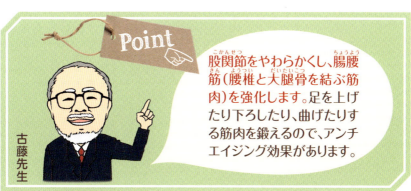

股関節《こかんせつ》をやわらかくし、腸腰《ちょうよう》筋《きん》(腰椎《ようつい》と大腿骨《だいたいこつ》を結ぶ筋肉)を強化します。足を上げたり下ろしたり、曲げたりする筋肉を鍛えるので、アンチエイジング効果があります。

古藤式

ヒップアップウォーキング

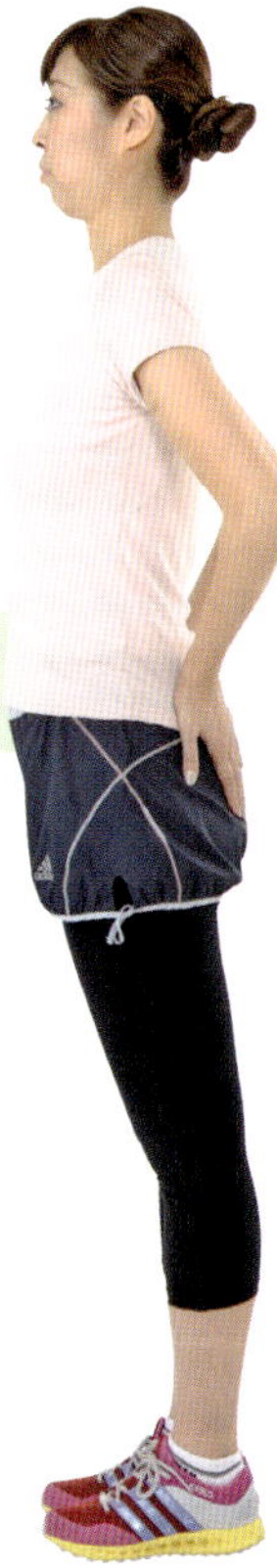

Step 1

コアを意識した姿勢で、両手をお尻の上部に当てます。

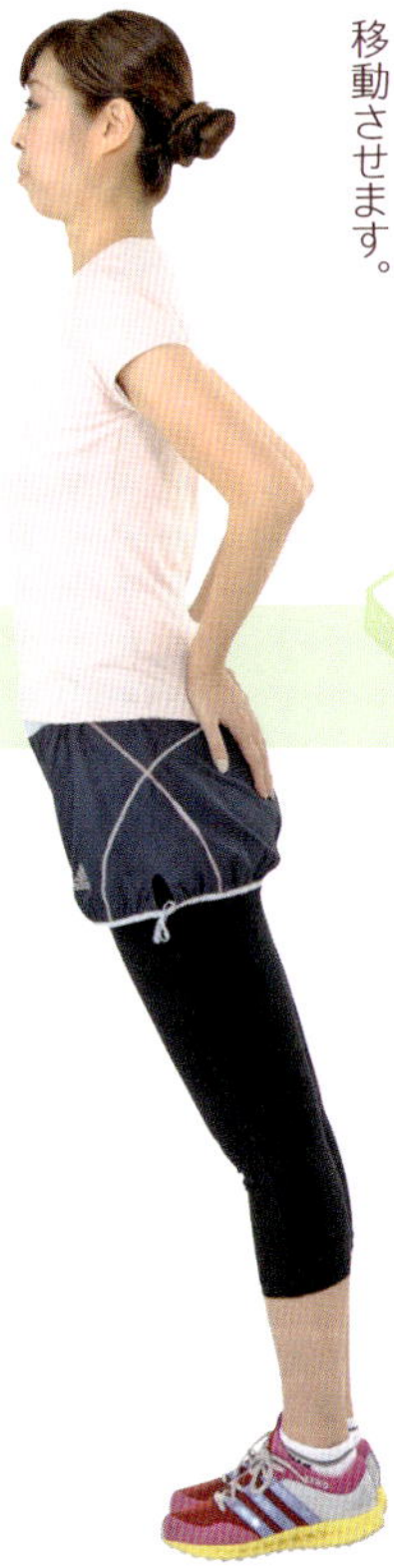

Step 2

お尻に当てた両手で、お尻を押して重心を前に移動させます。

かかとで重心をとらえる練習になり、骨盤を前傾させた状態で動きを作り出すことができるようになります。コツは、腰から背中にかけて上手にアーチを作るように意識しながらおこなうことです。

Step 3

歩幅はあまり広くしないで、かかとで重心をとらえます。

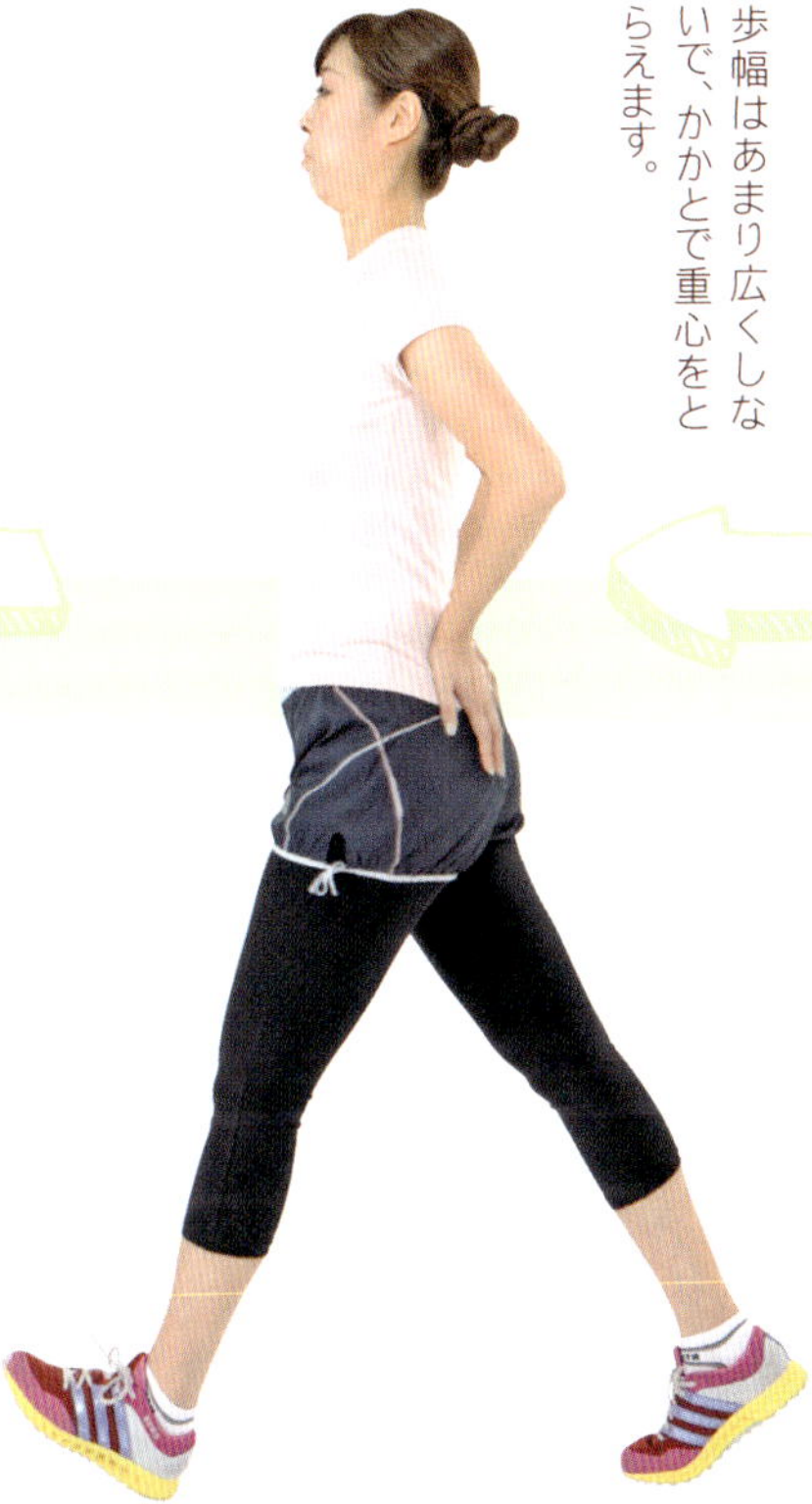

Step 4

このままの姿勢で、自然に前に踏み出す感覚で前進します。2・3歩前進したら、Step1からの動作を繰り返します。

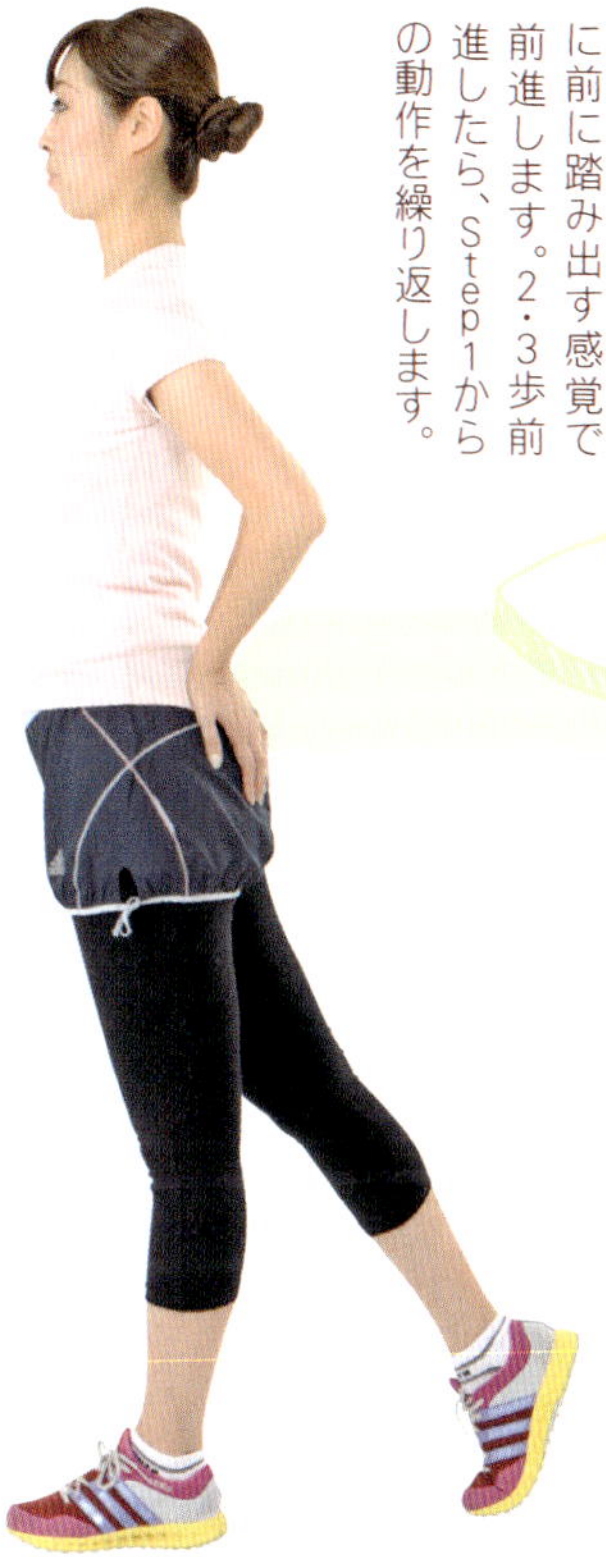

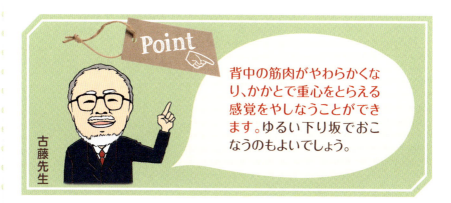

Point

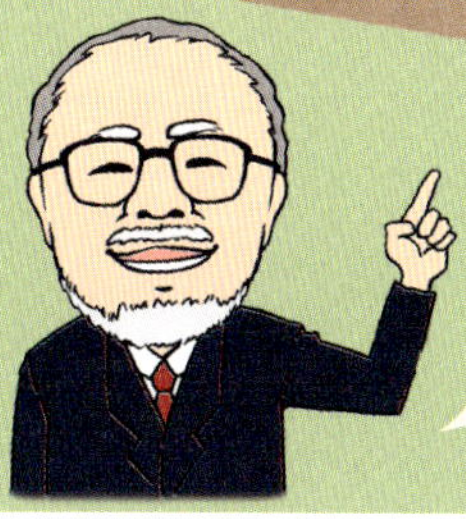

古藤先生

背中の筋肉がやわらかくなり、かかとで重心をとらえる感覚をやしなうことができます。ゆるい下り坂でおこなうのもよいでしょう。

アンチエイジングウォーク⑦

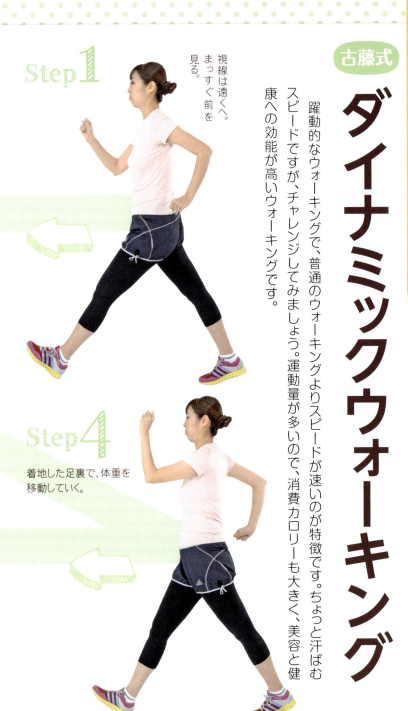

古藤式

ダイナミックウォーキング

躍動的なウォーキングで、普通のウォーキングよりスピードが速いのが特徴です。ちょっと汗ばむスピードですが、チャレンジしてみましょう。運動量が多いので、消費カロリーも大きく、美容と健康への効能が高いウォーキングです。

Step1

視線は遠くへ。まっすぐ前を見る。

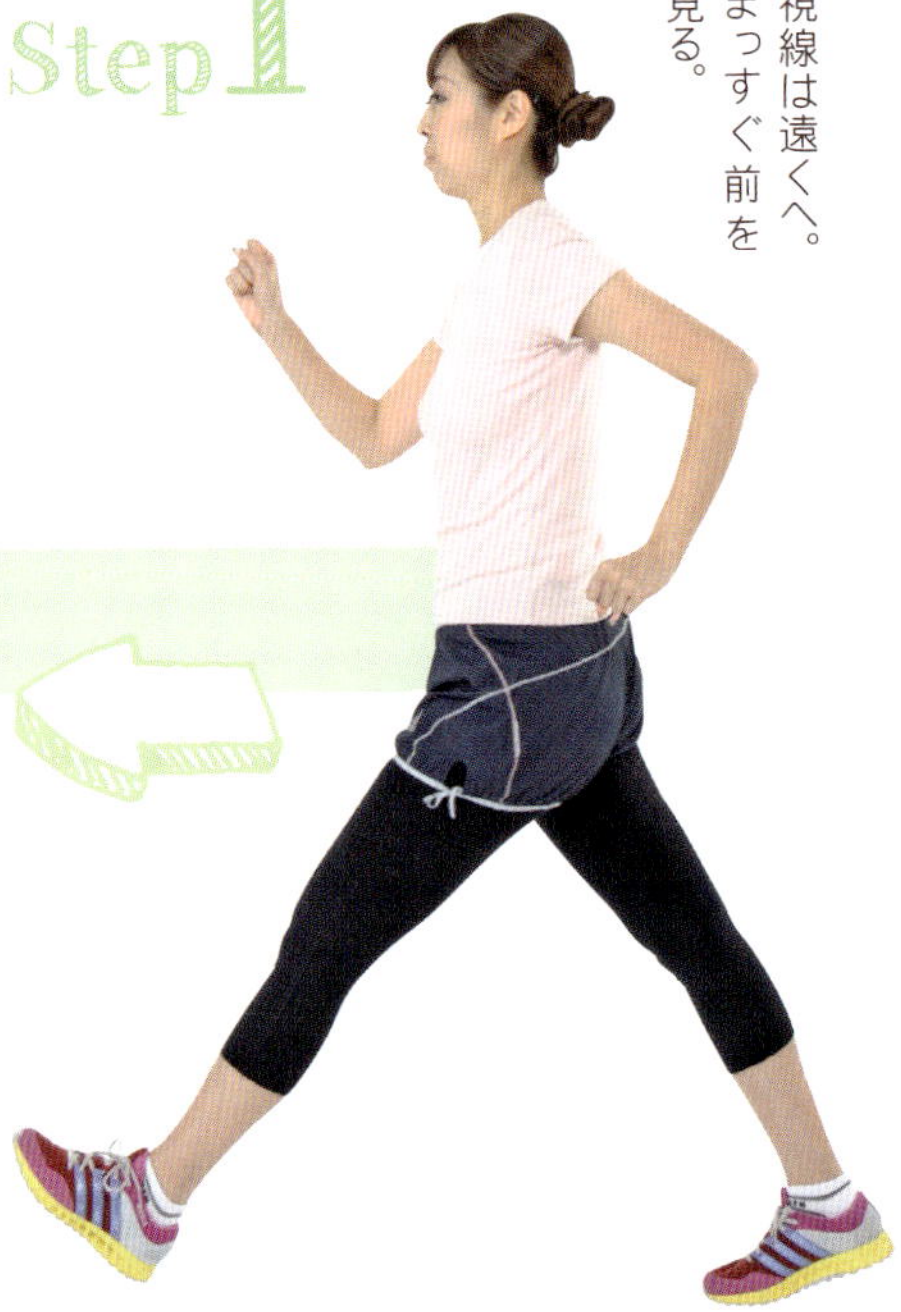

Step4

着地した足裏で、体重を移動していく。

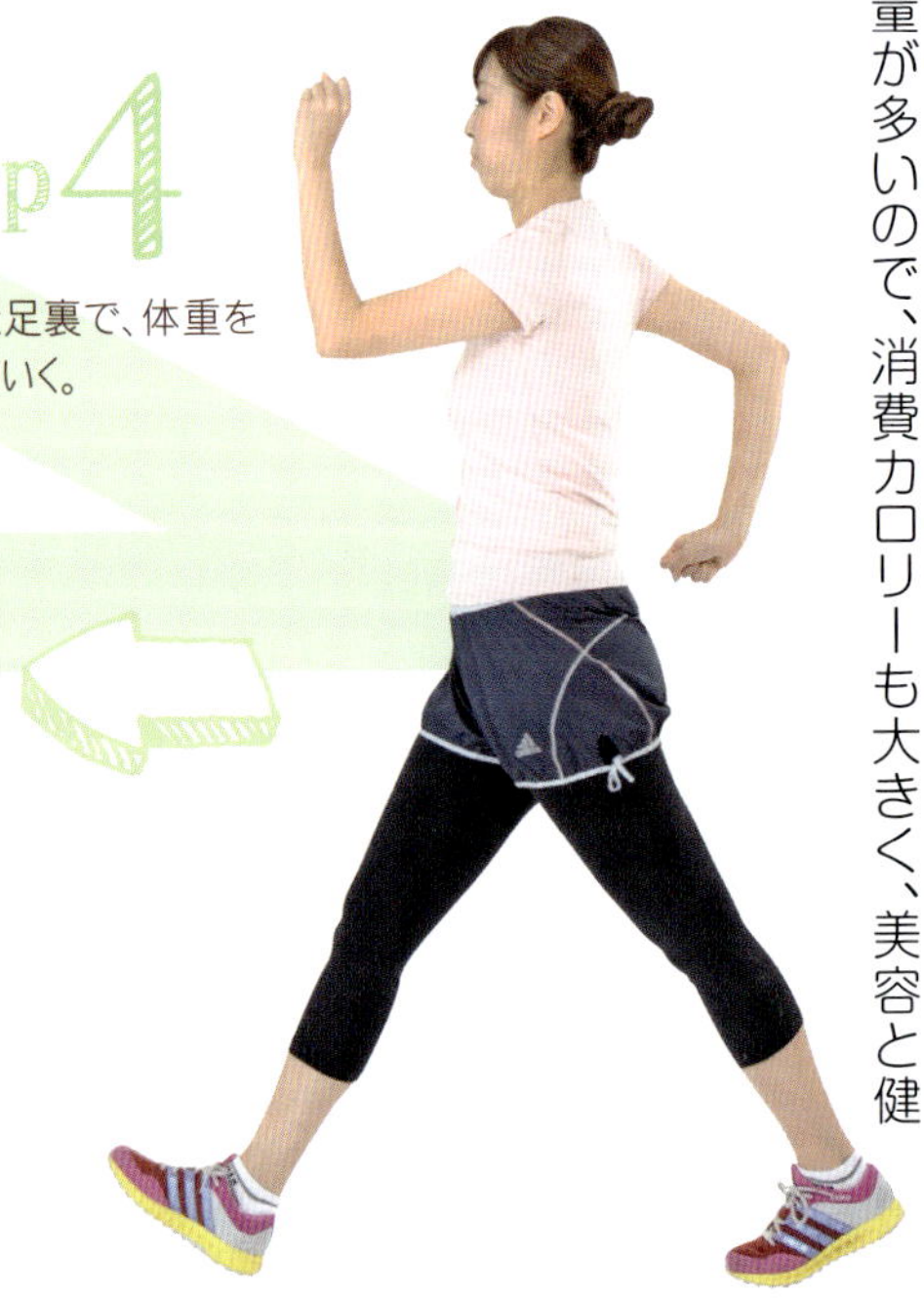

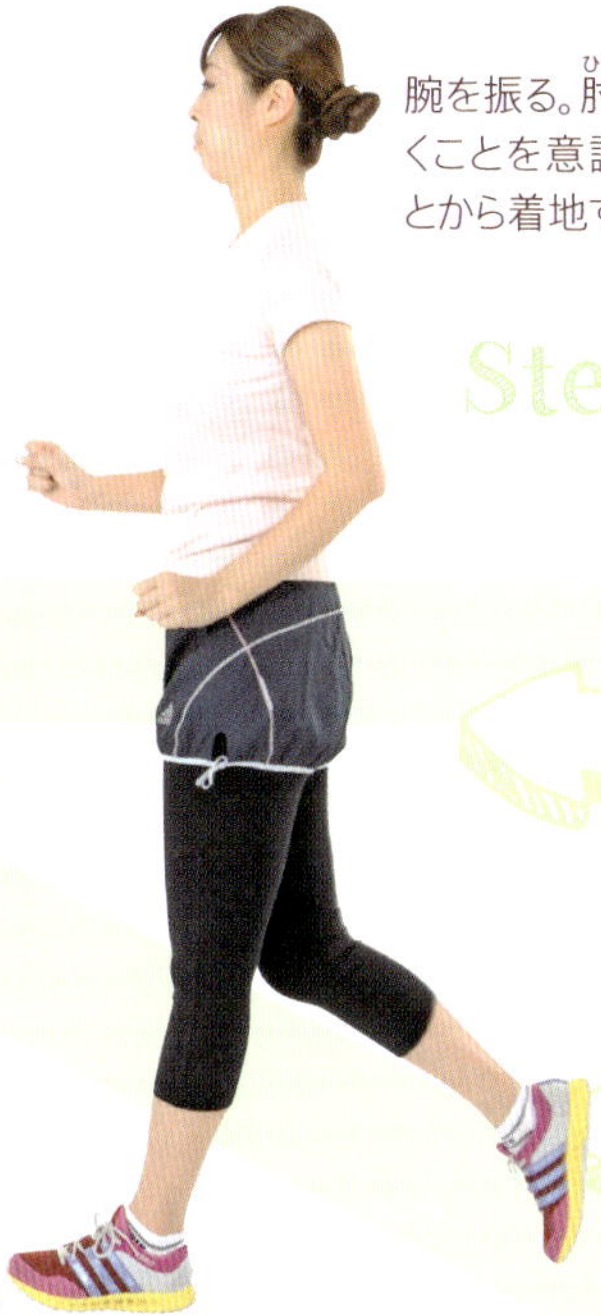

Step2

腕を振る。肘《ひじ》を後ろに引くことを意識する。かかとから着地する。

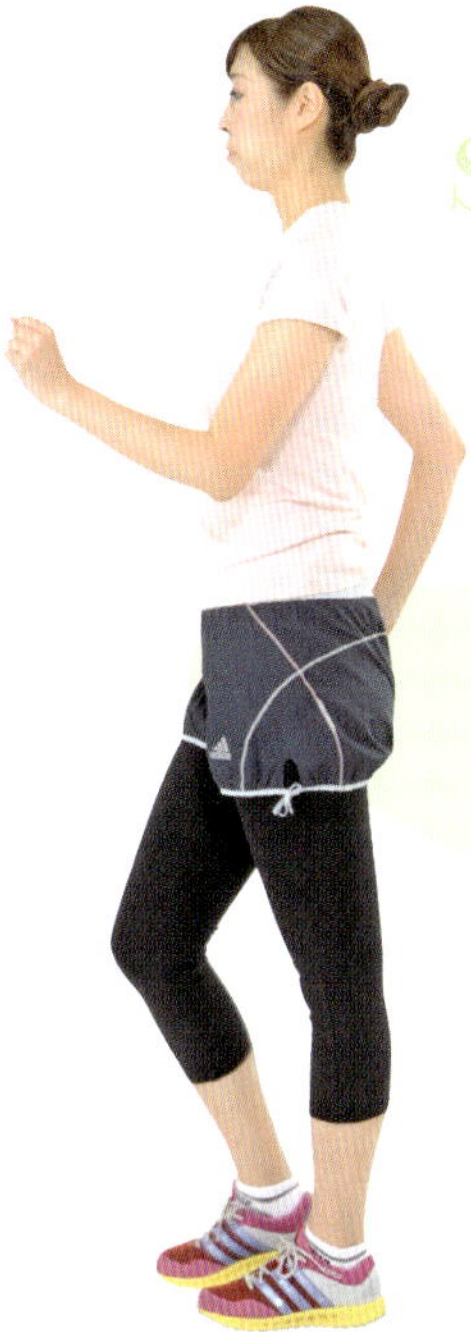

Step3

力まないで、自然に足を前へ振り出す。

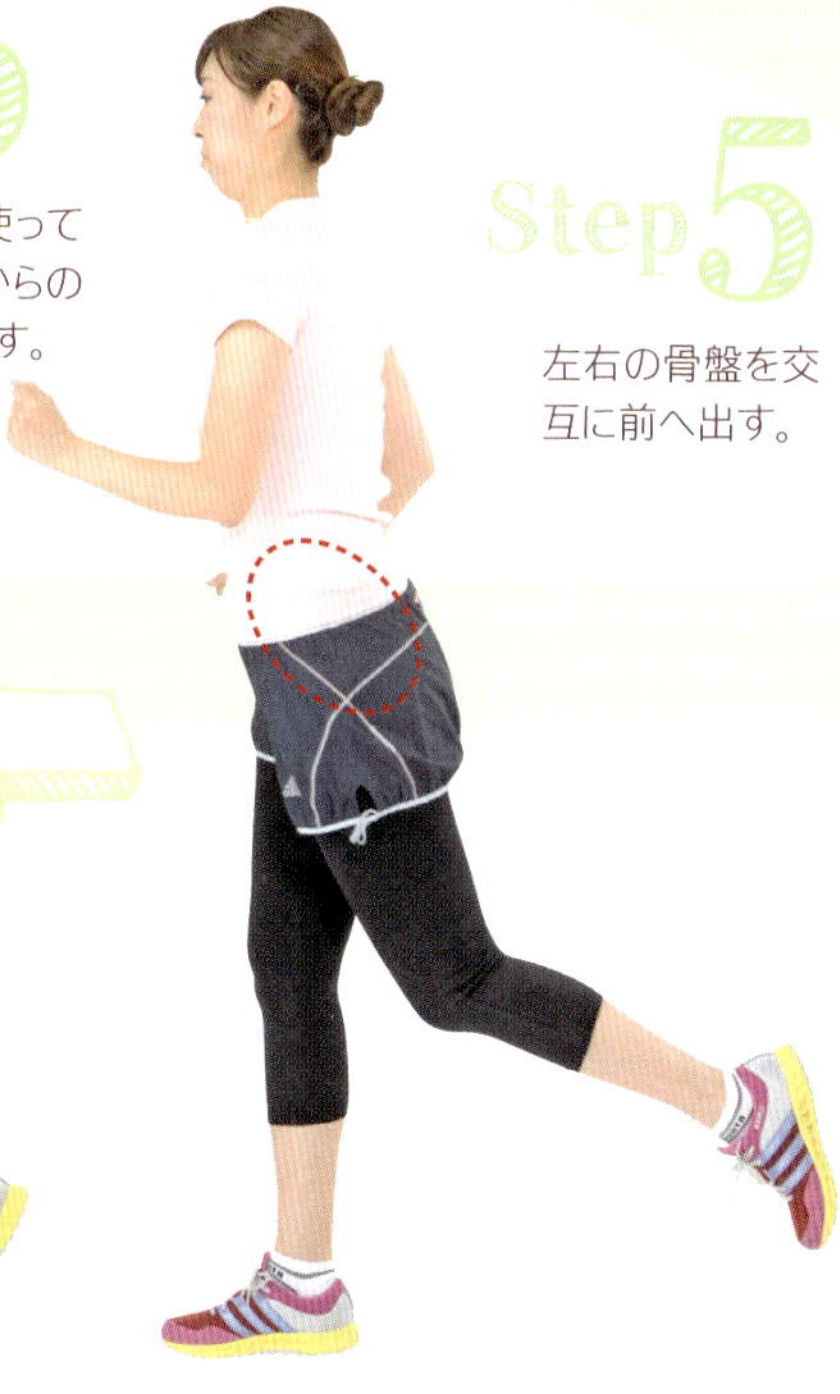

Step5

左右の骨盤を交互に前へ出す。

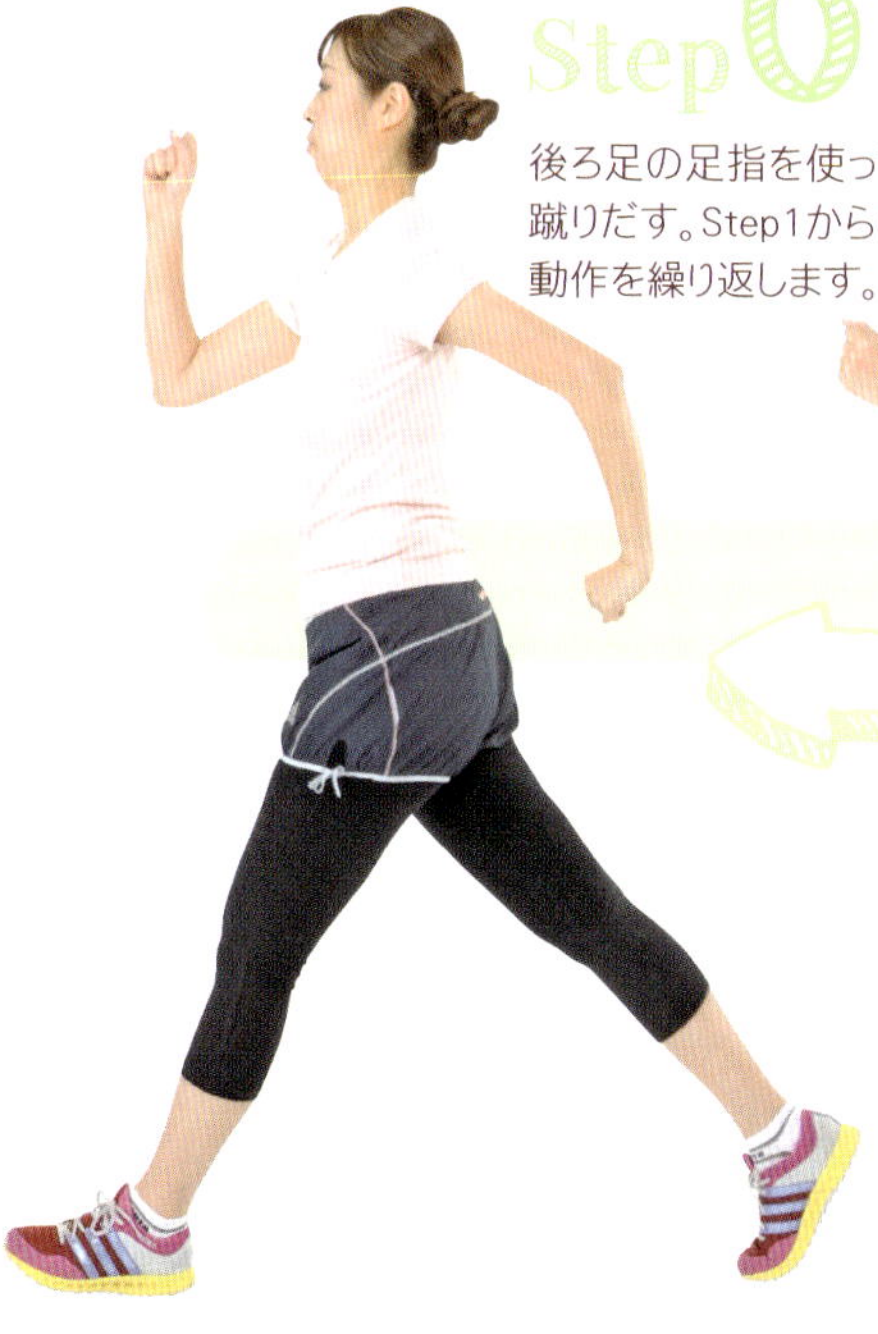

Step6

後ろ足の足指を使って蹴りだす。Step1からの動作を繰り返します。

Column

ウォーキングのコツはリズムと呼吸

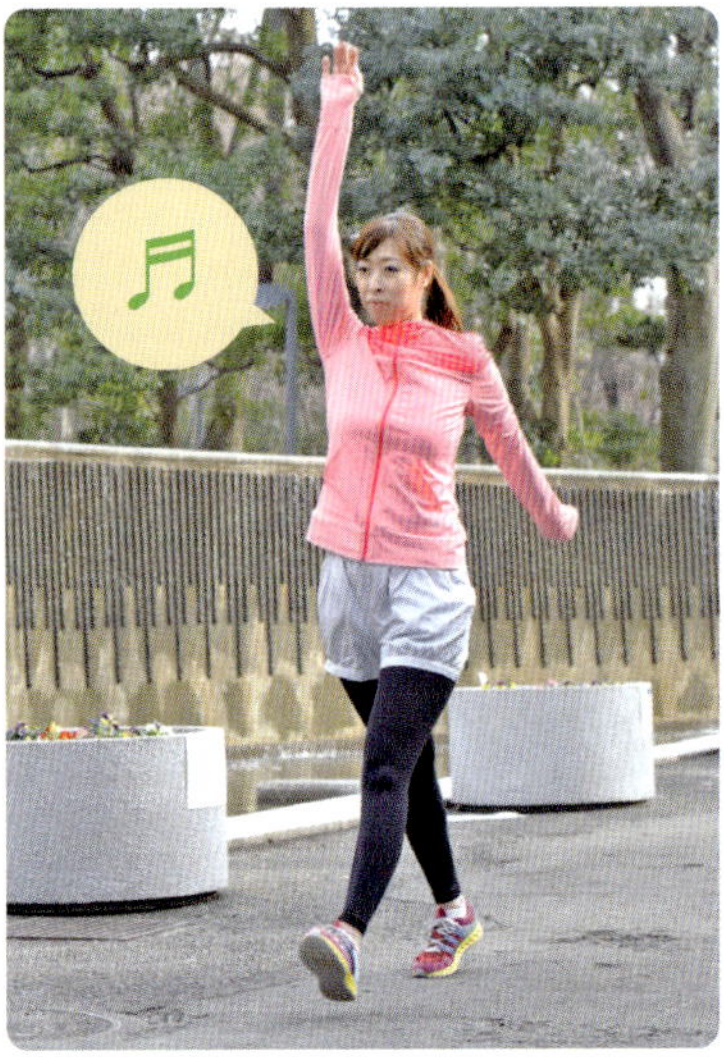

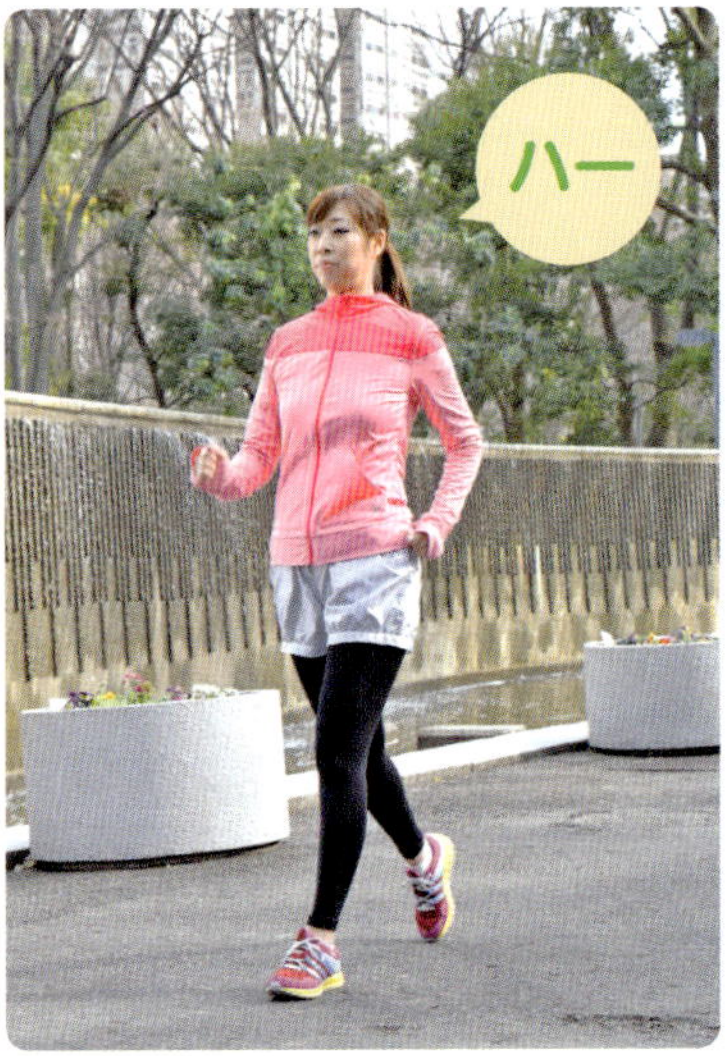

ここまでは、ウォーキングの正しい歩き方や姿勢、効果的なウォーキングの方法、片腕回しや、両腕回しなどちょっと負荷をかけたいろいろな古藤式ウォーキング方法などを解説しましたが、ウォーキングでアンチエイジングを目指すには、やはり一過性ではなく継続することが大切です。

頭で理解しただけでは、かえって動きがぎこちないものになったり、パターンが一定になって長続きしなかったりします。そこで、ウォーキングをするときは呼吸に「スー」「スー」「ハー」「ハー」などリズムをつけるようにしてみましょう。

また、歩くときの強度や速さに合わせて、自分の好きな曲や歌を選んで、リズムに合わせるのもコツです。

Part 3

ストレッチが たいせつ

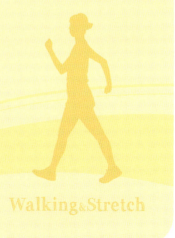

Walking&Stretch

いろいろなストレッチ

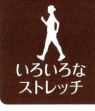

Warm up!

ウォーミング・アップとクーリング・ダウンをしっかりと

ウォーキングをおこなう前には、必ずウォーミング・アップ（準備運動）で身体をほぐしましょう。ウォーミング・アップは、身体を運動しやすい状態に調整するものです。ストレッチをおこなうことで、血液循環を良くし、心臓や肺、筋肉や関節、神経の動きをスムーズにします。

クーリング・ダウンは、運動をおこなったあとにする整理運動で、使った筋肉や神経の緊張をとり、運動による偏りをなくし、筋肉に疲労を残さないようにします。脱力して全身を揺すったり、ストレッチをおこないます。

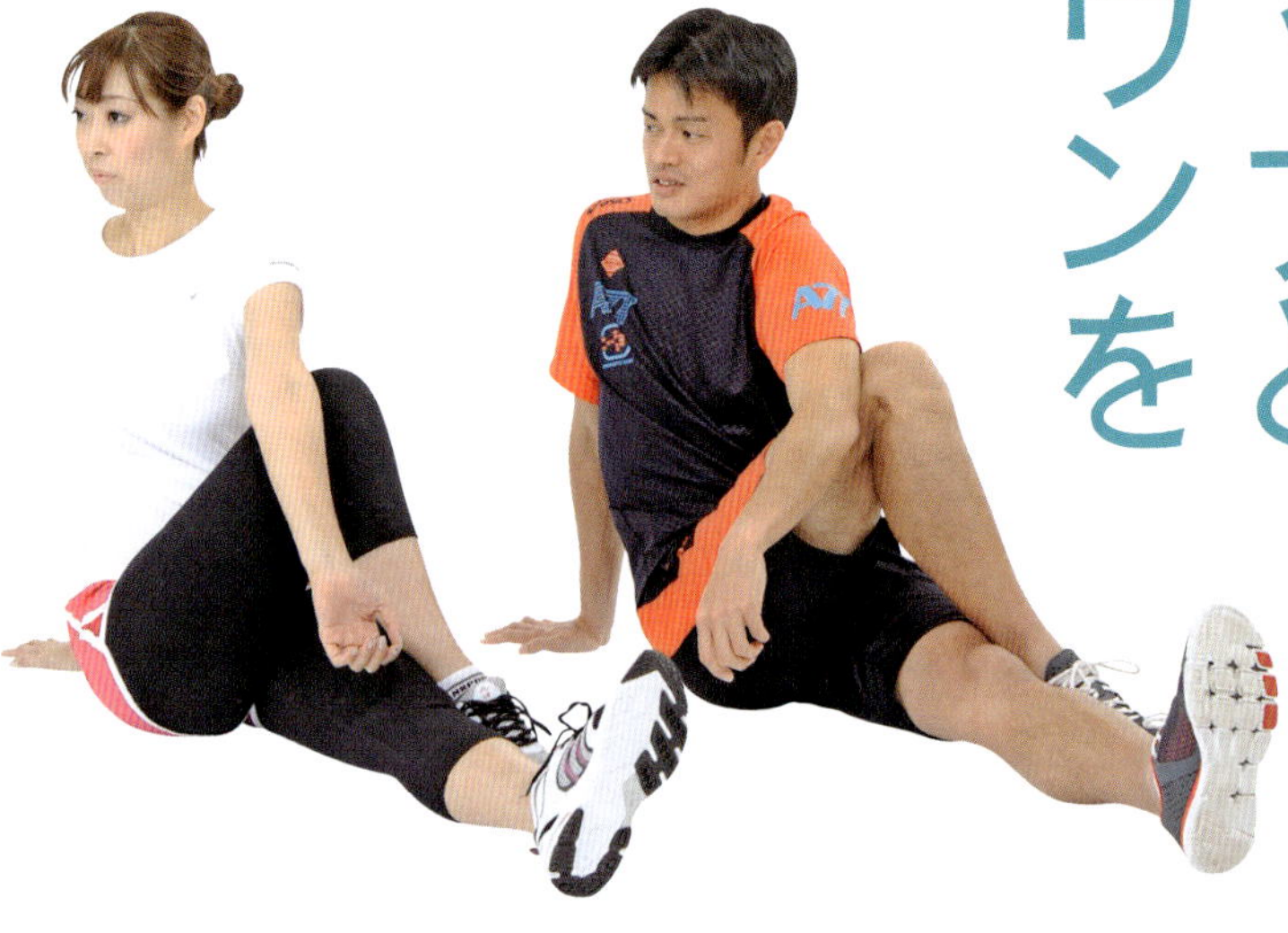

ストレッチで筋肉をほぐそう

Warm up!

今日もがんばろう！

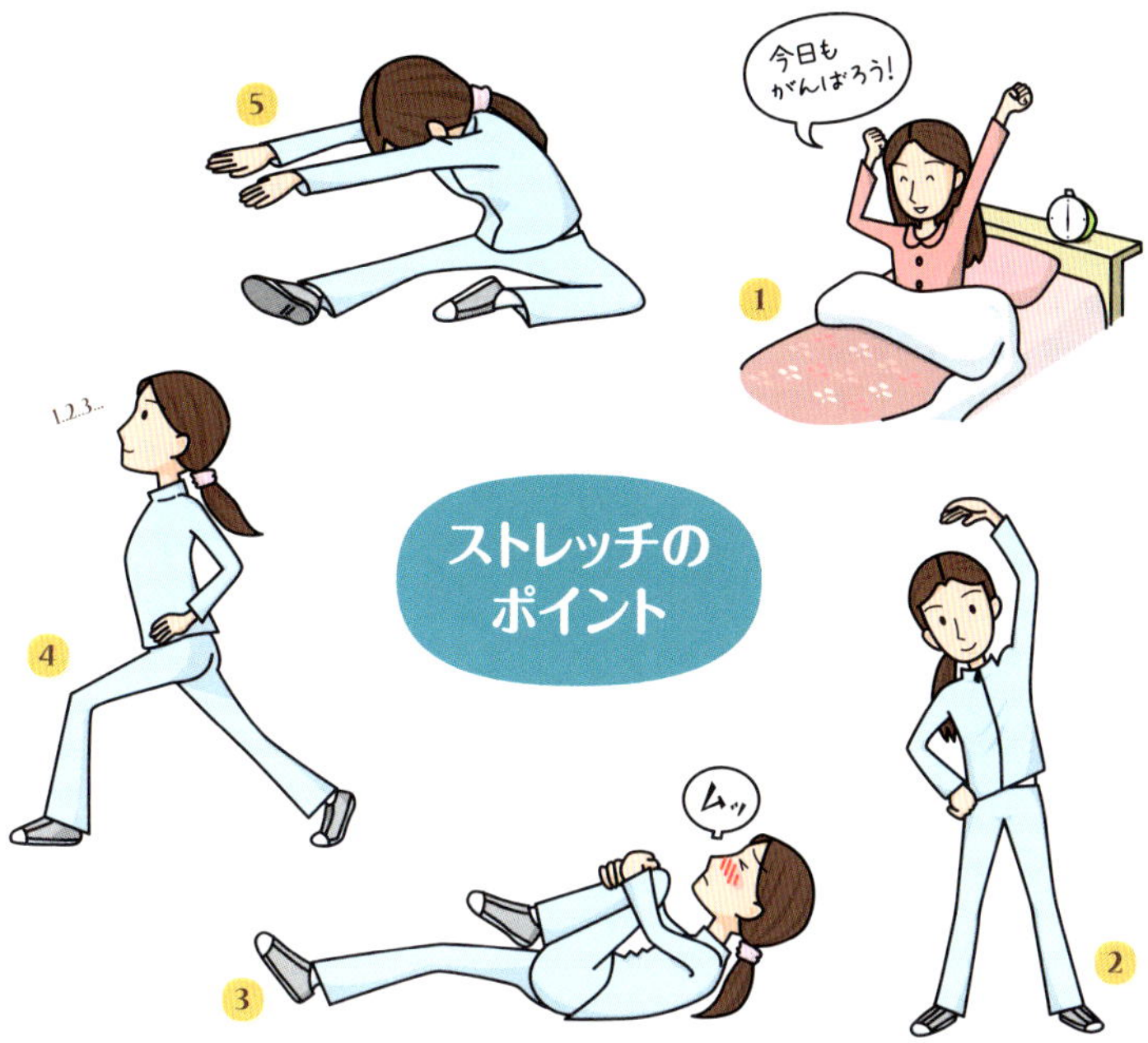

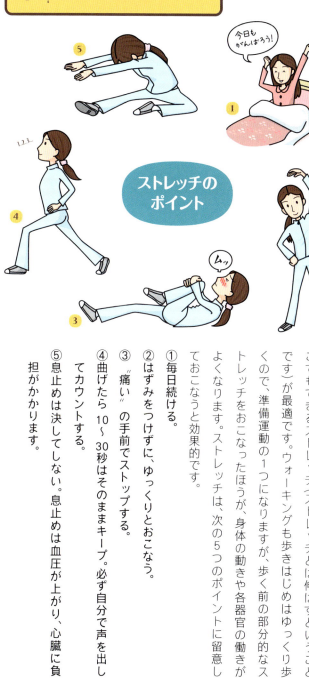

ストレッチのポイント

ウォーキング前のウォーミング・アップには、いつでもどこでもできるストレッチ（ストレッチとは伸ばすということです）が最適です。ウォーキングも歩きはじめはゆっくり歩くので、準備運動の１つになりますが、歩く前の部分的なストレッチをおこなったほうが、身体の動きや各器官の働きがよくなります。ストレッチは、次の５つのポイントに留意しておこなうと効果的です。

① 毎日続ける。
② はずみをつけずに、ゆっくりとおこなう。
③ "痛い" の手前でストップする。
④ 曲げたら 10 〜 30 秒はそのままキープ。必ず自分で声を出してカウントする。
⑤ 息止めは決してしない。息止めは血圧が上がり、心臓に負担がかかります。

部位別ストレッチで筋肉をウォーミング・アップ

ストレッチは継続することがたいせつです。身体がかたくてできないストレッチは、無理をしないでできるところまでおこない、少しずつできるようにしていきましょう。いすを使ったストレッチも紹介しますので、気軽にチャレンジしてみましょう。

首

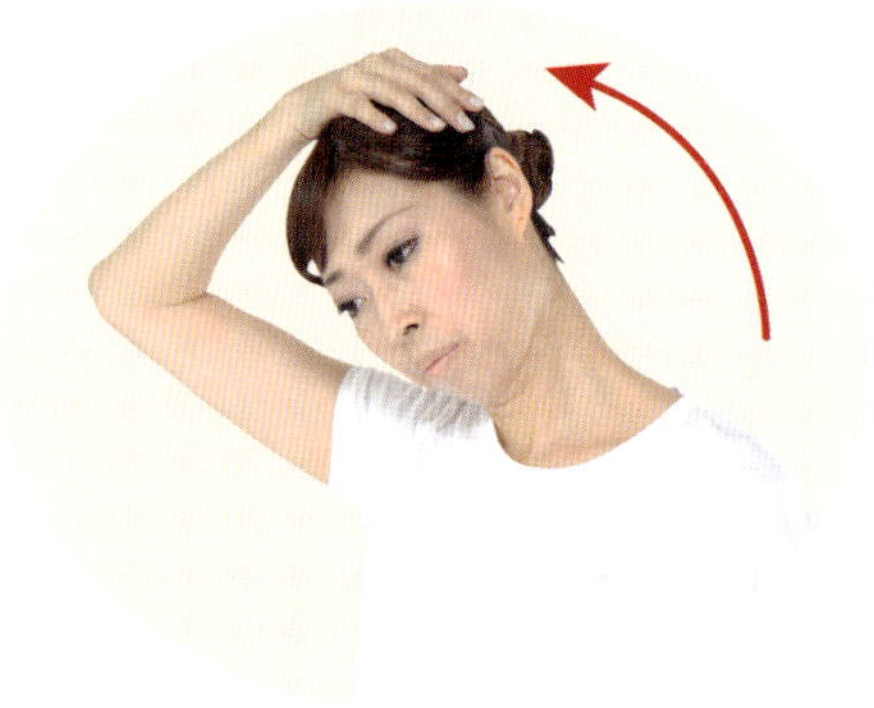

手を頭にのせ、腕の重さを利用して首を傾けて、首筋や肩の筋肉を伸ばします。右手と左手を使って、左右バランスよくおこないます。

頭にのせない手をいすの後ろに回して伸ばすと、肩のストレッチにもなります。

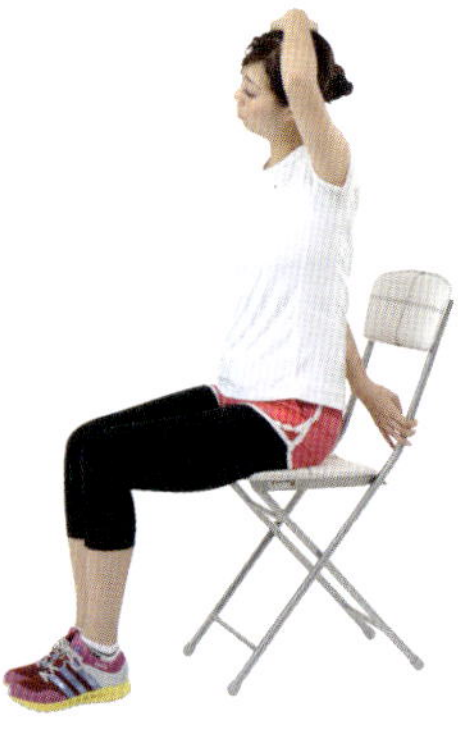

横から見たところ

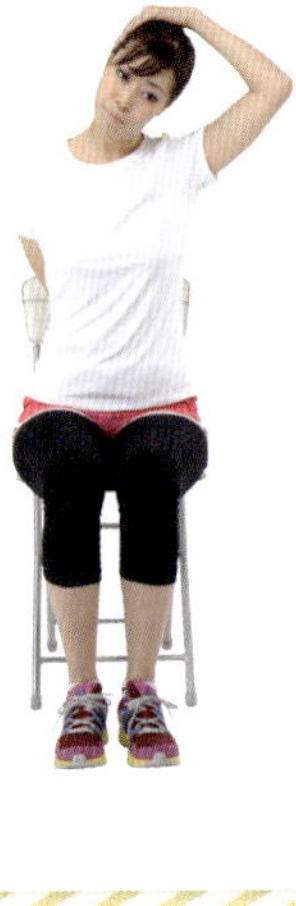

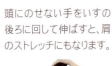

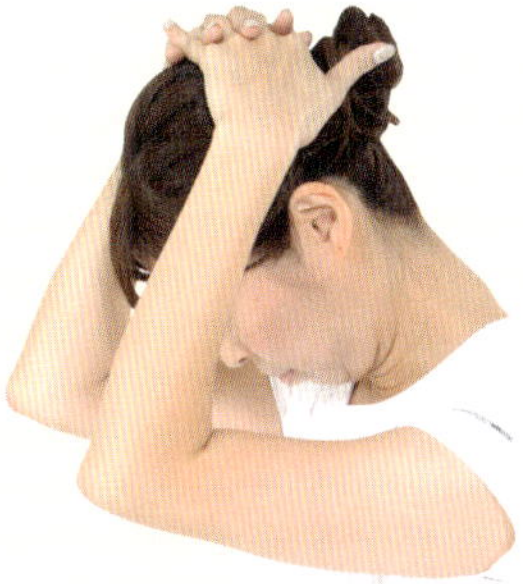

両手の親指であごの先端を支えるようにしながら押し上げます。首の前面がストレッチされます。

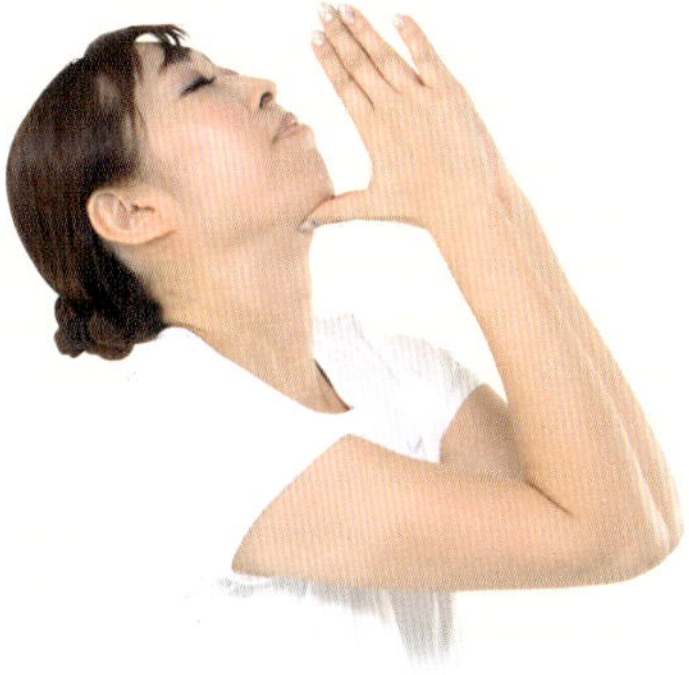

両手を頭の後ろにあてて頭を前に倒し、首の延髄《えんずい》側と上背部の筋肉を伸ばします。

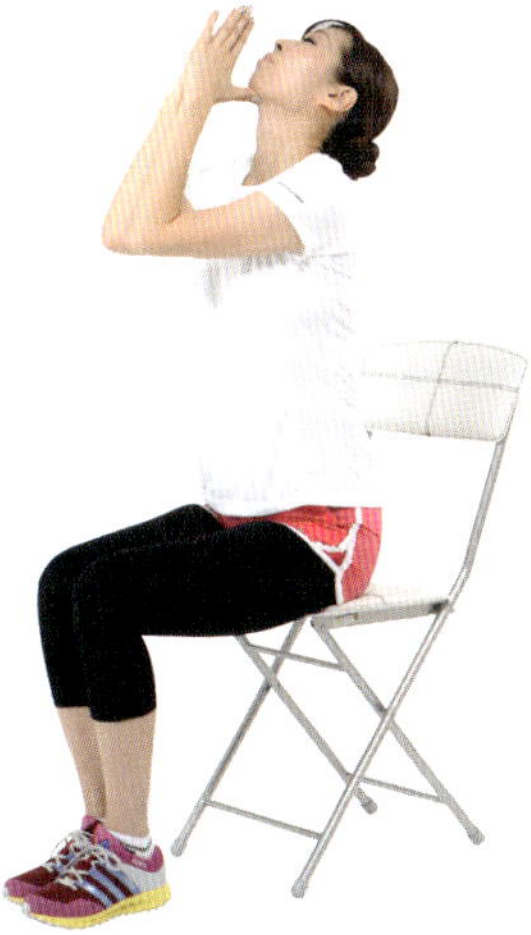

いすをつかっておこなうときは、背筋をしっかり伸ばしましょう。

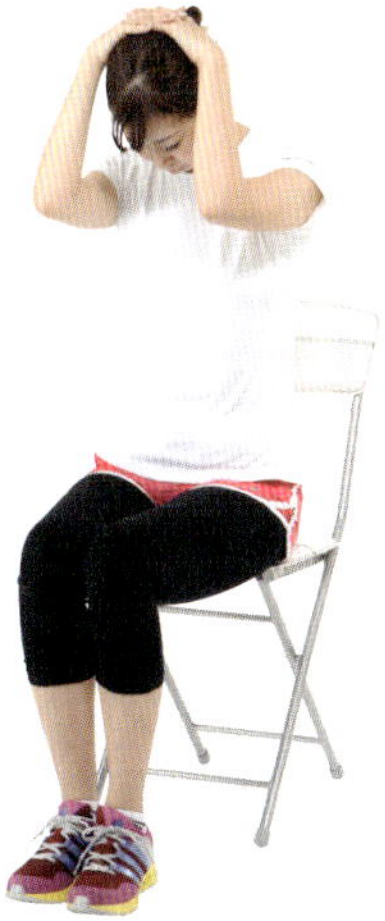

肩 腕 背

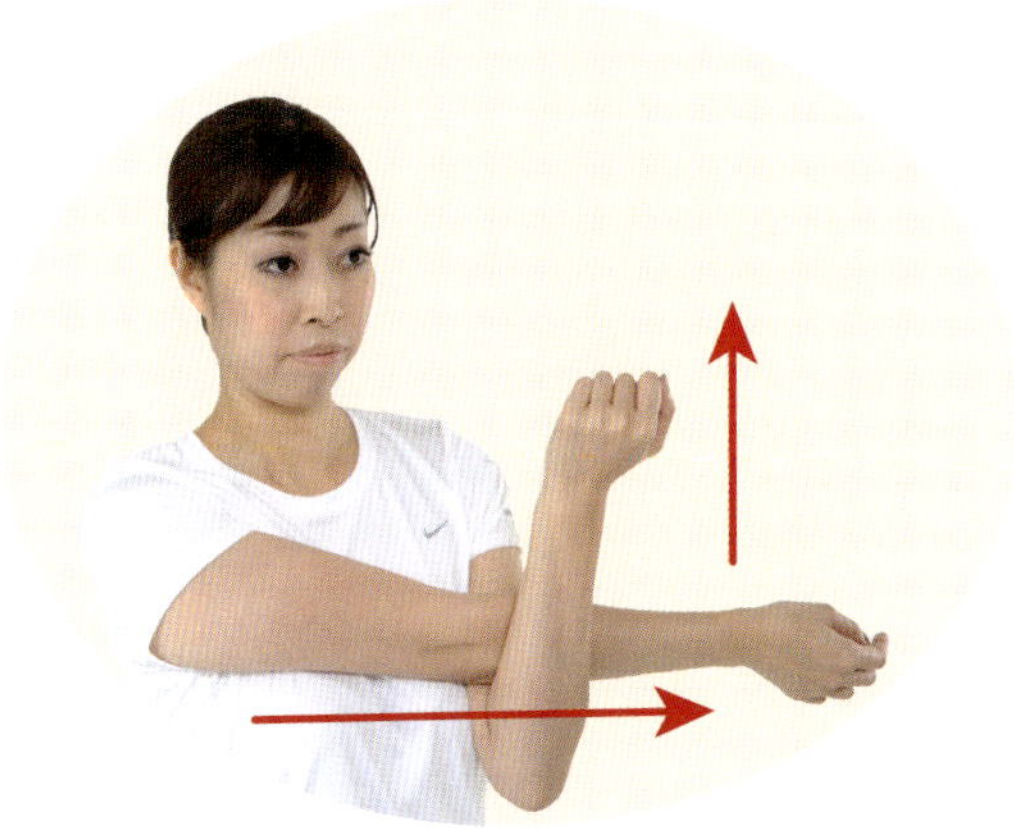

伸ばした右腕を左腕で手前に引きつけて、右肩から腕、背中にかけての筋肉を伸ばします。右腕が脱力されていると効果はアップします。同じ要領で左右の腕で実施します。肩が苦しいときは無理をしないようにしましょう。

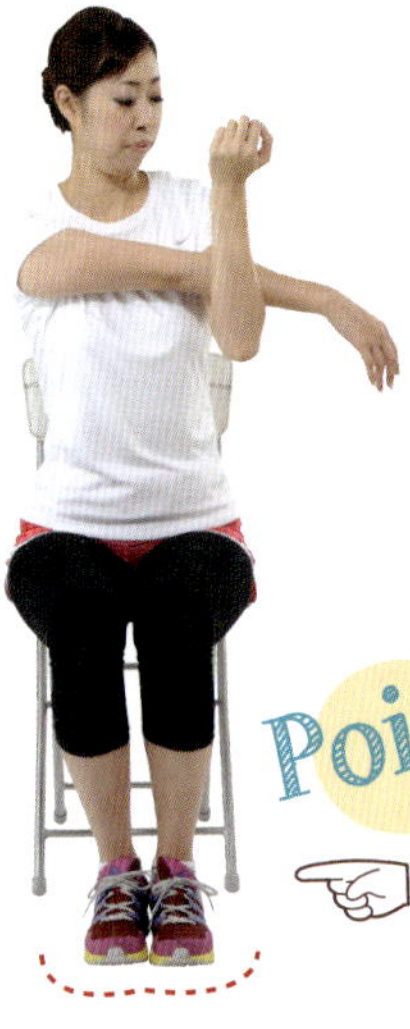

Point

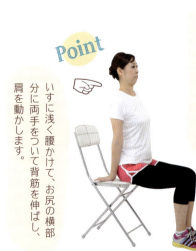

いすに座ったときの姿勢は、膝《ひざ》と両脚をきっちりそろえておこないます。

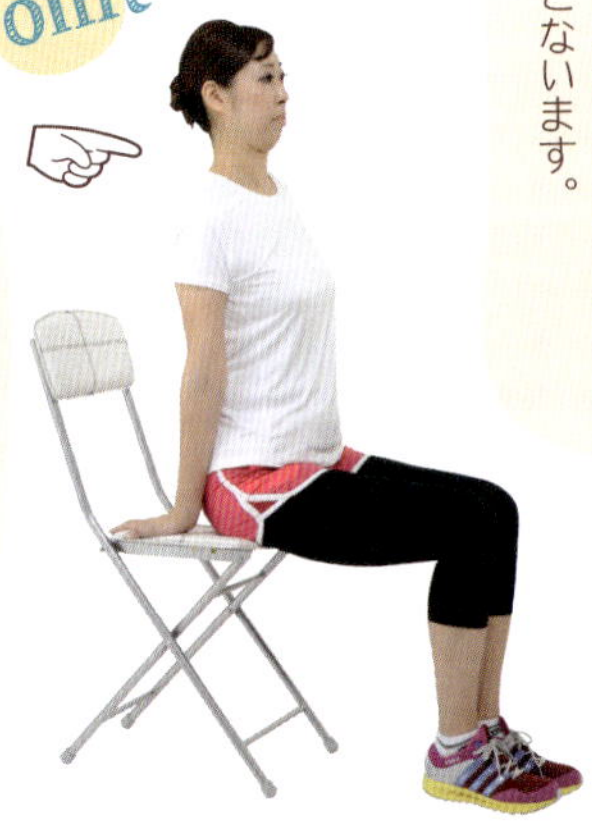

Point

いすに浅く腰かけて、お尻の横部分に両手をついて背筋を伸ばし、肩を動かします。

後ろからみるとこの状態。右手で肩甲骨《けんこうこつ》にふれておくようにすると効果はアップします。

Front

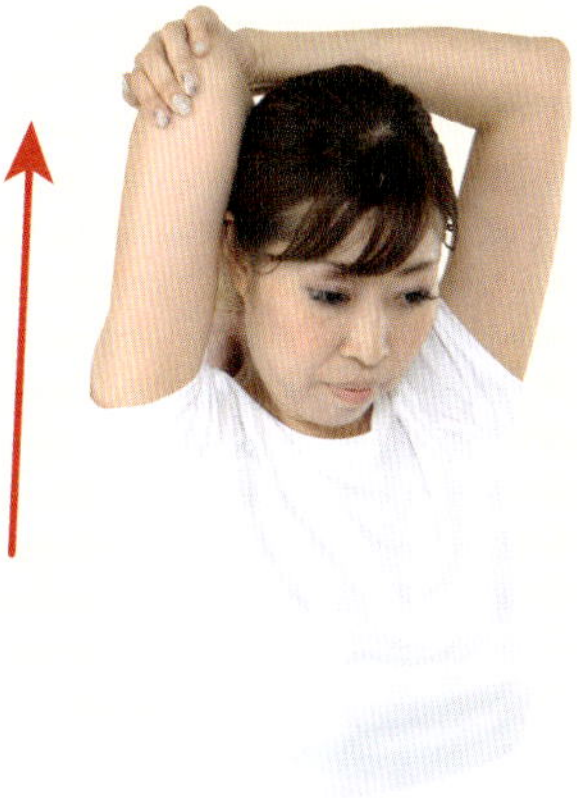

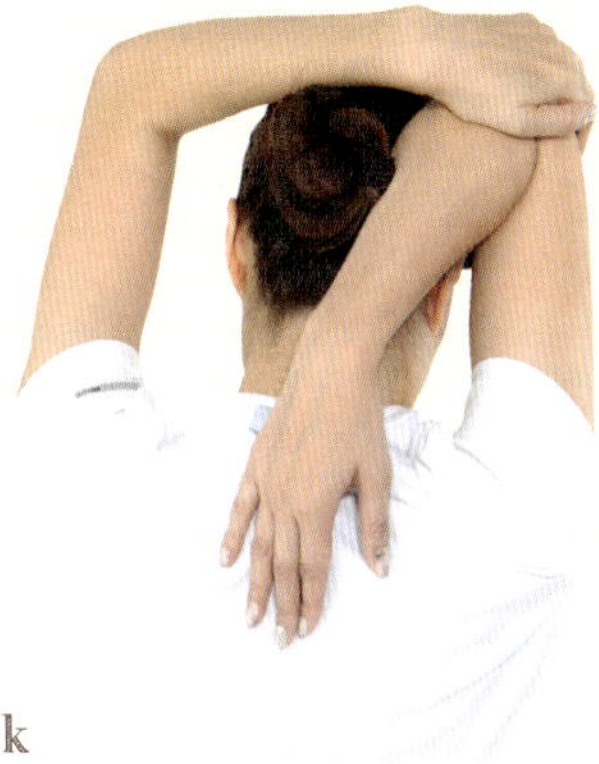

左手で右肘《ひじ》をつかみ左下方向へ重みをかけ、肩、腕、体側の筋肉を伸ばします。前かがみにならないのがコツ。無理せず、同じ要領で左右の腕で実施します。

Back

Point

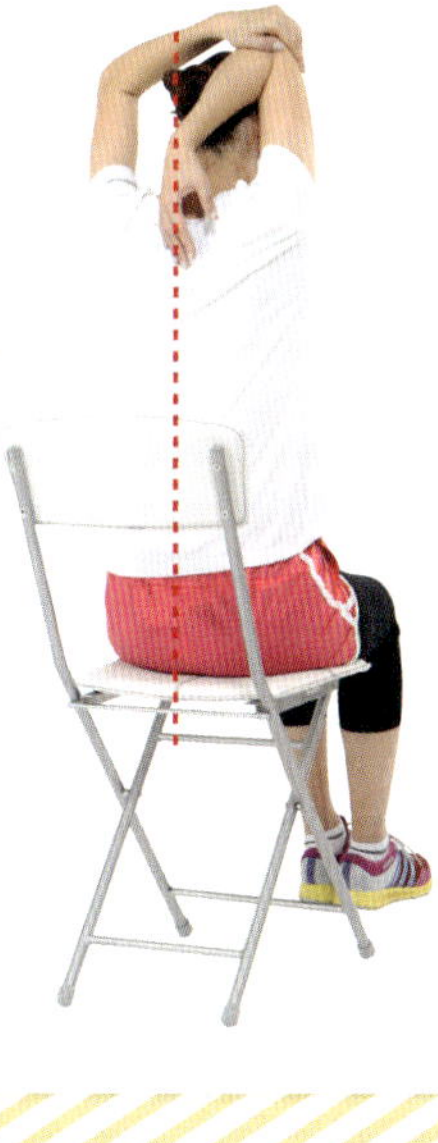

いすに座ったときの姿勢は、膝《ひざ》と両脚をきっちりそろえ、背筋を伸ばしておこないます。

肩 腕 太もも裏

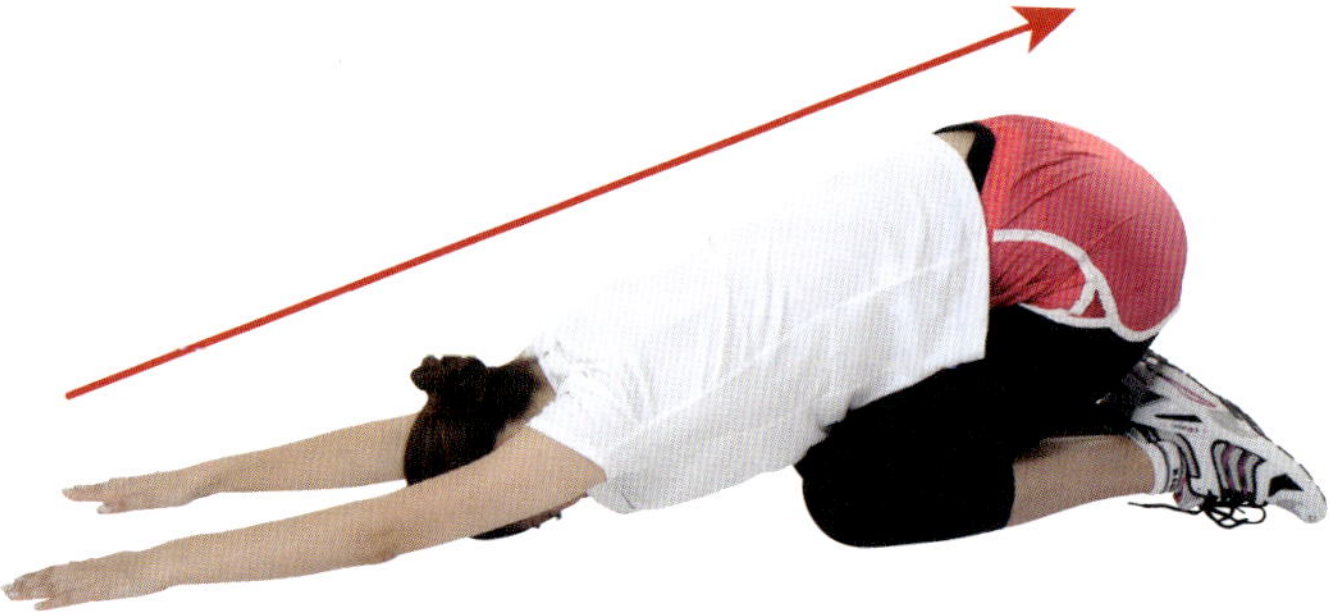

四つんばいになって、両手で床を押さえてお尻を引き、肩周辺の筋肉と背筋を伸ばします。脚首を伸ばしてゆっくりと息をはいてリラックスしておこなうのがコツです。腰痛のある人や身体の固い人は無理せず実施します。

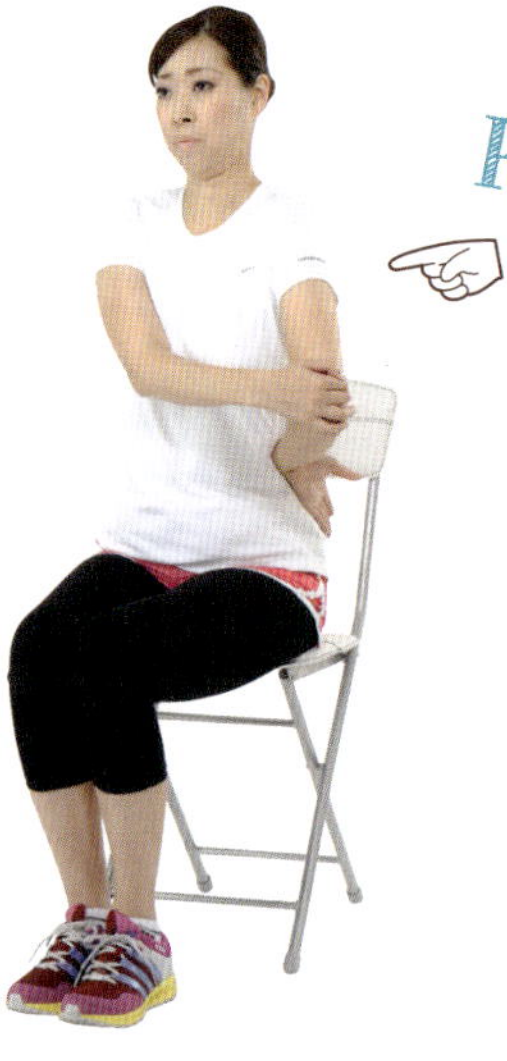

Point

両膝《ひざ》と両脚をそろえていすに座り、左手をいすの背または腰にあて、右手で左手の肘《ひじ》をつかむようにする。

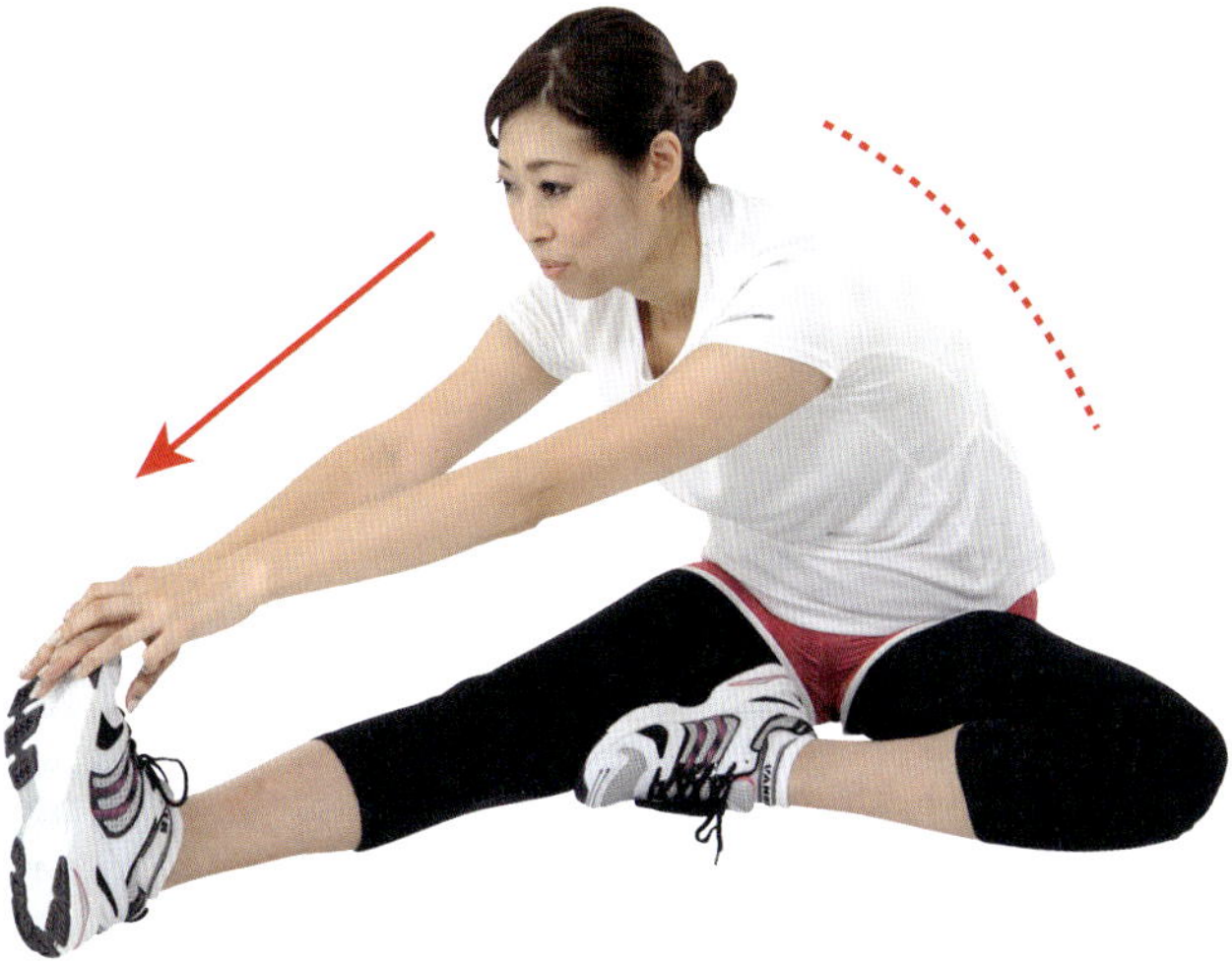

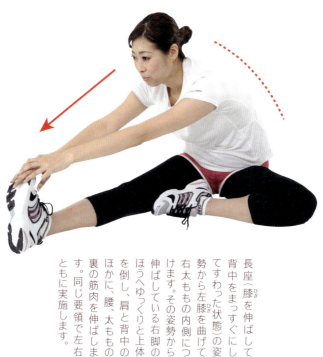

長座（膝《ひざ》を伸ばして背中をまっすぐにしてすわった状態）の姿勢から左膝《ひざ》を曲げて右太ももの内側につけます。その姿勢から伸ばしている右脚のほうへゆっくりと上体を倒し、肩と背中のほかに、腰、太ももの裏の筋肉を伸ばします。同じ要領で左右ともに実施します。

Point

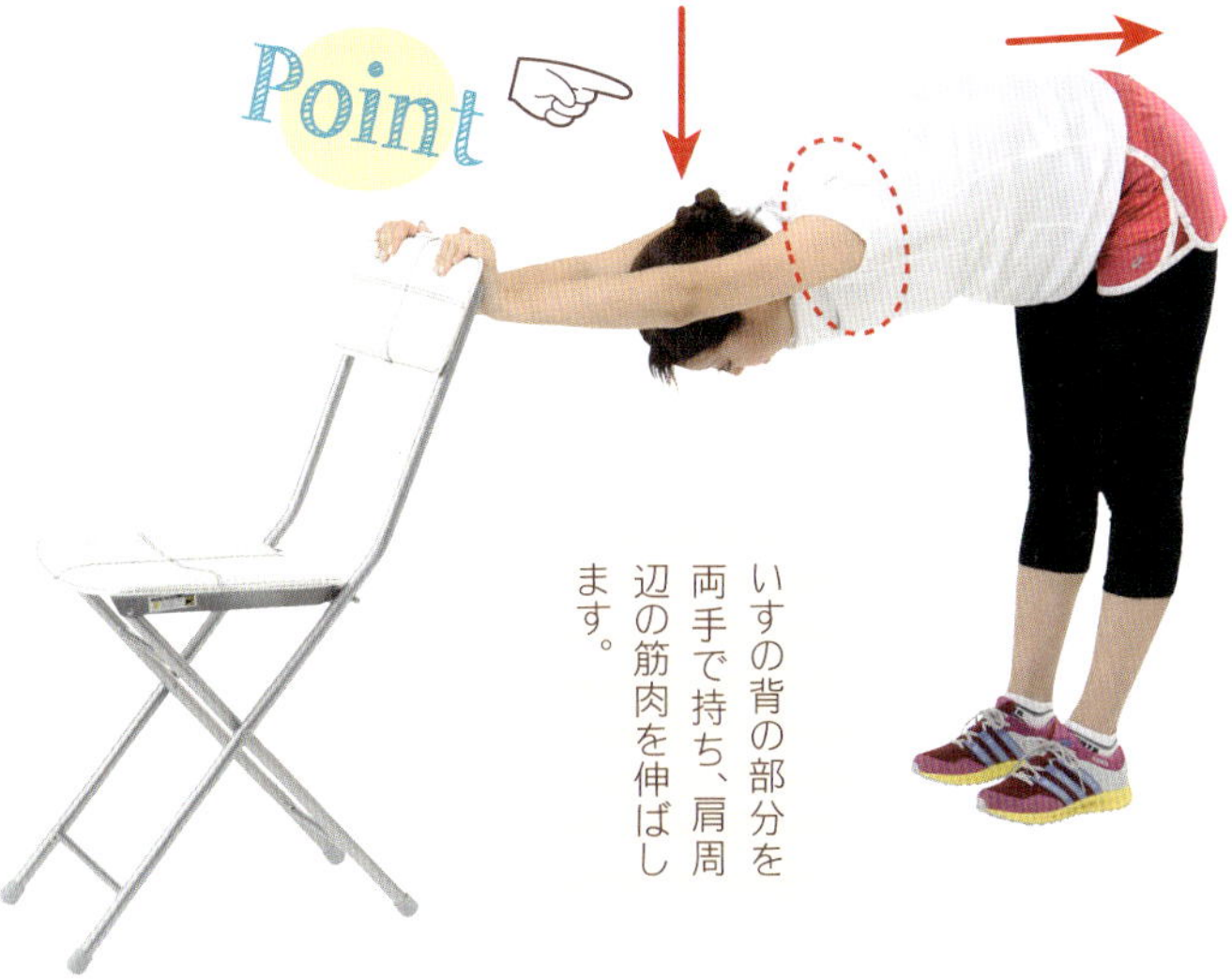

いすの背の部分を両手で持ち、肩周辺の筋肉を伸ばします。

背中を丸めないようにしながら、上半身を床に向かって倒す。

首 肩 背

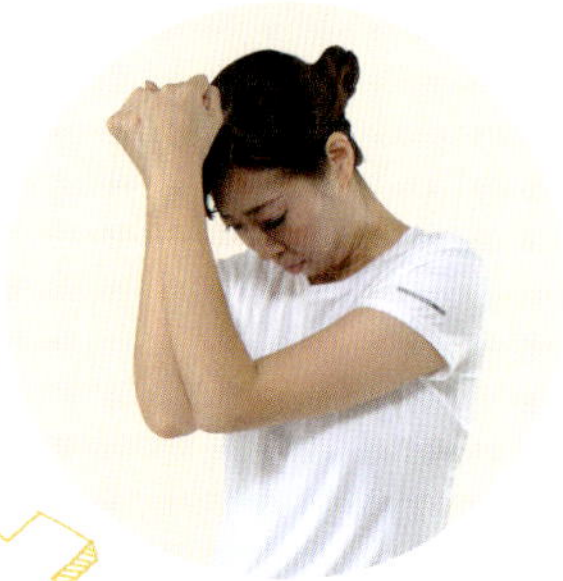

①両肘《ひじ》は曲げた状態にして、中央で合わせて肩甲骨《けんこうこつ》を広げます。このときに背中を丸めて、首もうなずくように前へ傾けます。

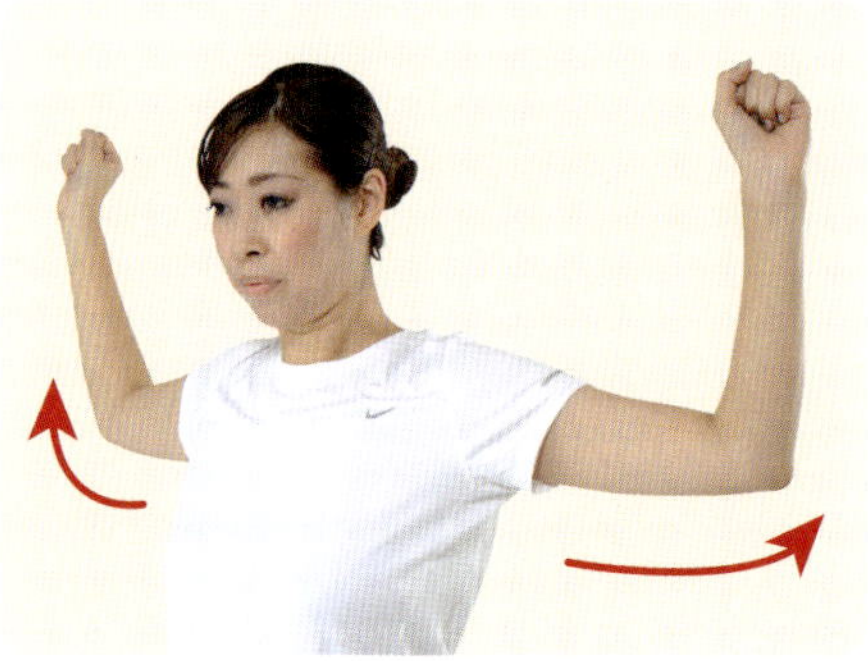

②次に背筋を伸ばしながら、両肘《ひじ》を左右に広げて肩甲骨《けんこうこつ》を背骨に寄せます。首はまっすぐの位置に戻します。

Point

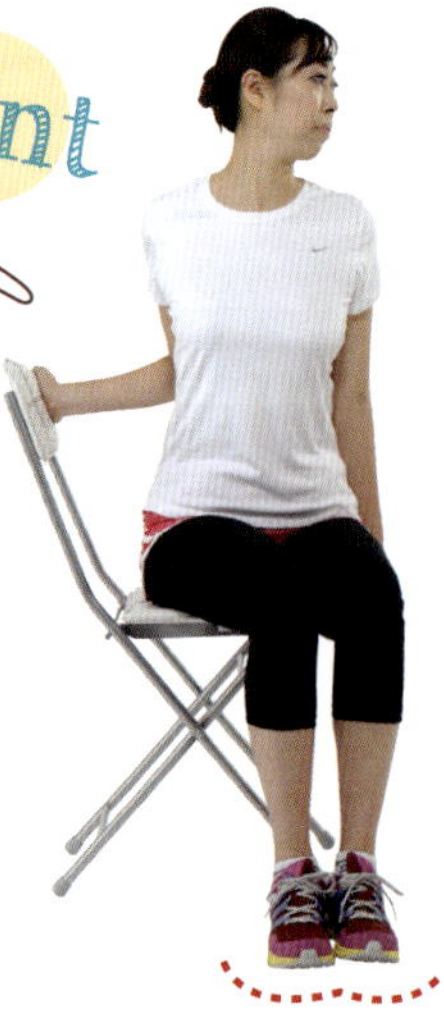

両膝《ひざ》と脚首をそろえて、いすを横にして座ります。背筋を伸ばし、右手でいすの背の部分を持ち、首を右手と反対の方向に向けます。左右ともに実施します。

背中の後ろで、両腕をまっすぐ伸ばして指を組みます。無理のない程度に、組んだ両手を上げます。イメージとしては、背中から離すかんじです。その体勢を維持しながら、あごを下げたり反らしたりします。首だけでなく、背中と胸も伸ばすことができます。

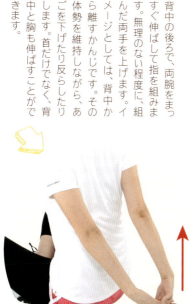

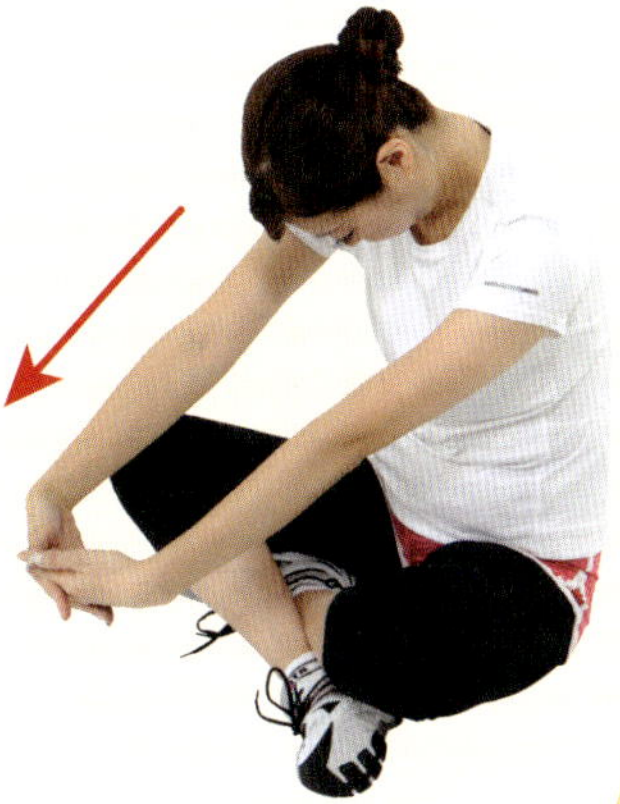

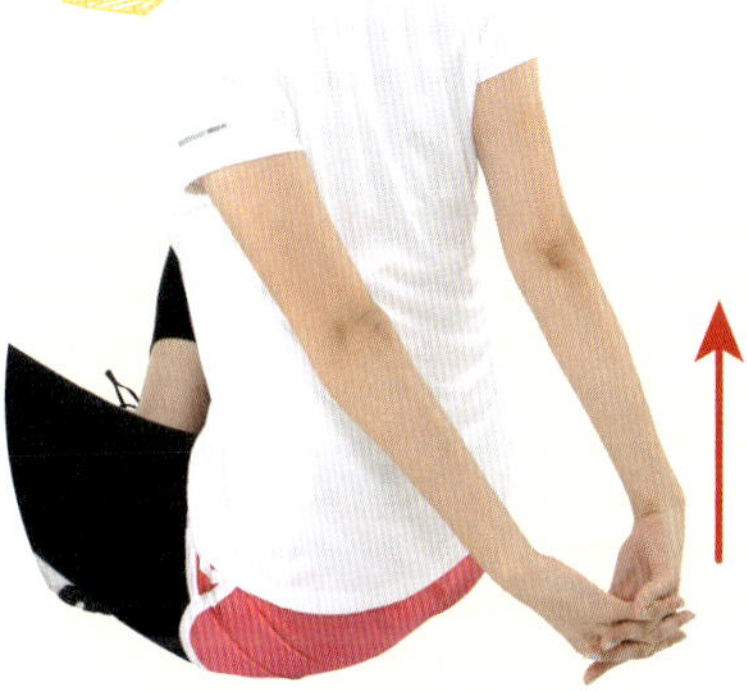

あぐら座りをしたら、両腕をまっすぐ前に伸ばして指を組みます。両腕が引っ張られるように前方へ伸ばしながら、あごを引きます。背中を伸ばそうとして背中を丸めたり、無理に前屈（前かがみ）しなくても、首や肩、背中は伸ばせます。

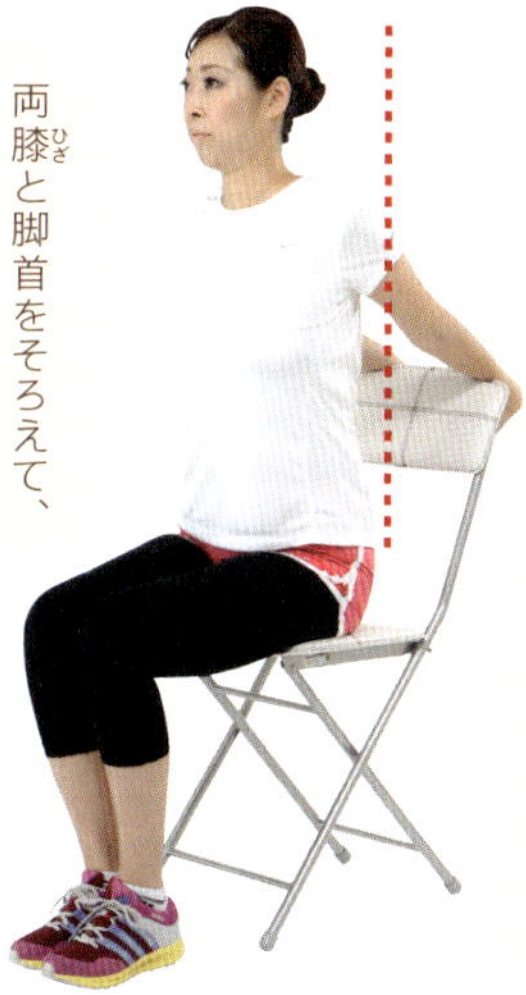

両膝《ひざ》と脚首をそろえて、両腕をいすの背の部分を持ち、背筋を伸ばします。

Point

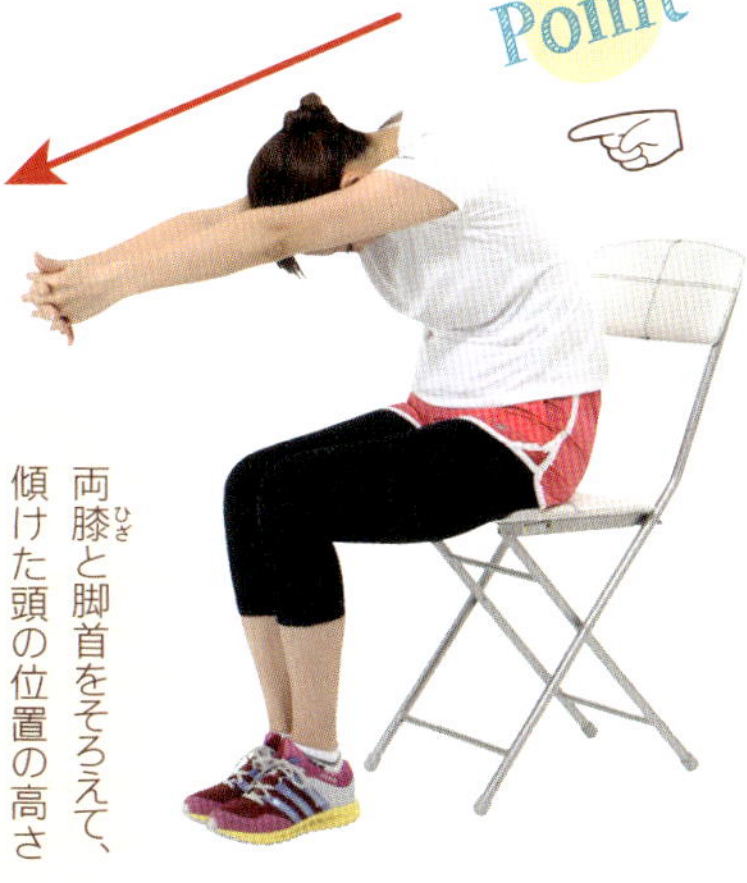

両膝《ひざ》と脚首をそろえて、傾けた頭の位置の高さで両腕をまっすぐ伸ばして指を組みます。

上半身体側

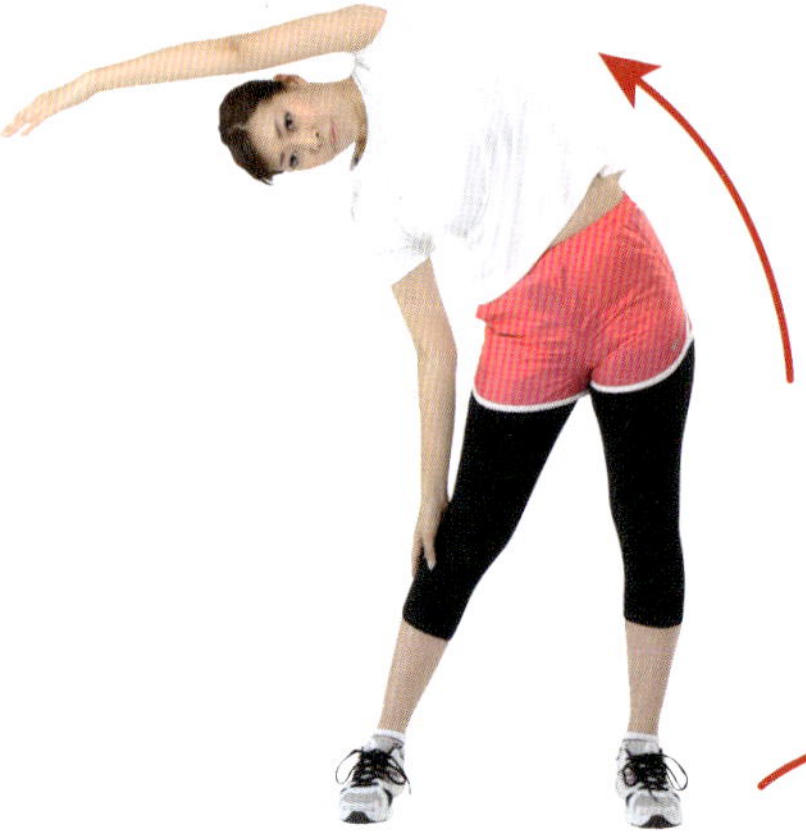

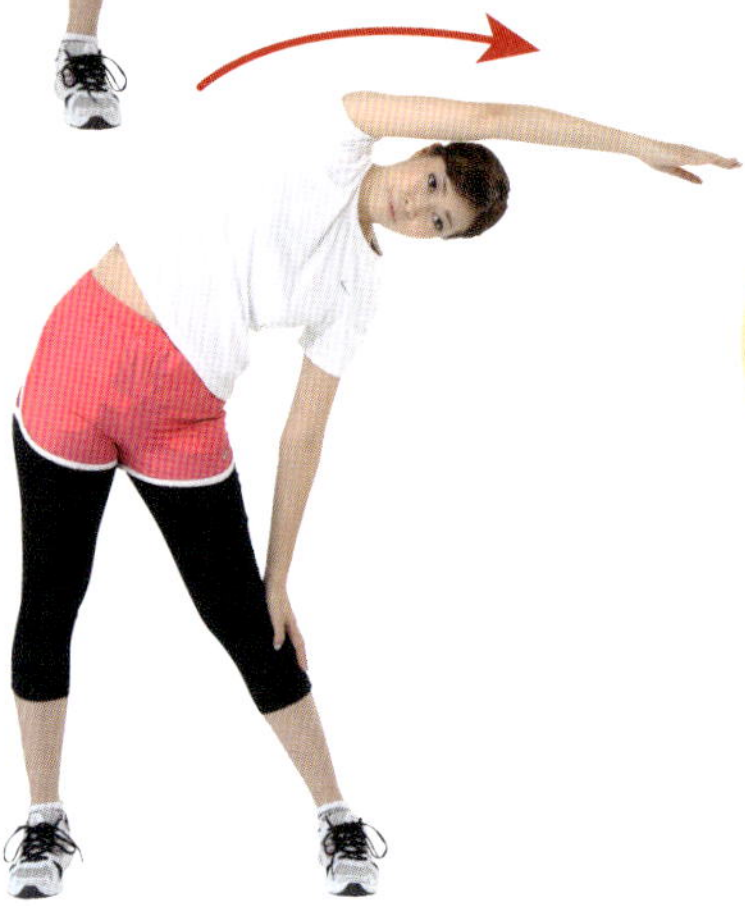

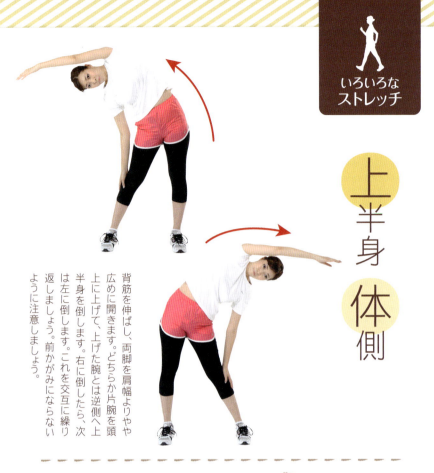

背筋を伸ばし、両脚を肩幅よりやや広めに開きます。どちらか片腕を頭上に上げて、上げた腕とは逆側へ上半身を倒します。右に倒したら、次は左に倒します。これを交互に繰り返しましょう。前かがみにならないように注意しましょう。

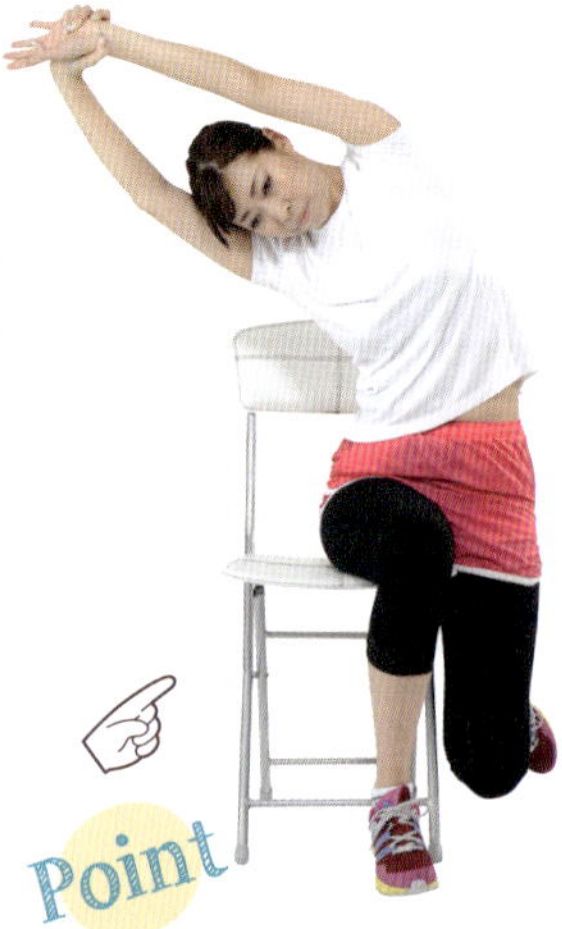

Point

いすの片側に座るように右脚をのせ、左脚は膝《ひざ》を曲げます。右手で左手首を持って、上半身を右脚側に傾けます。左右ともに実施します。

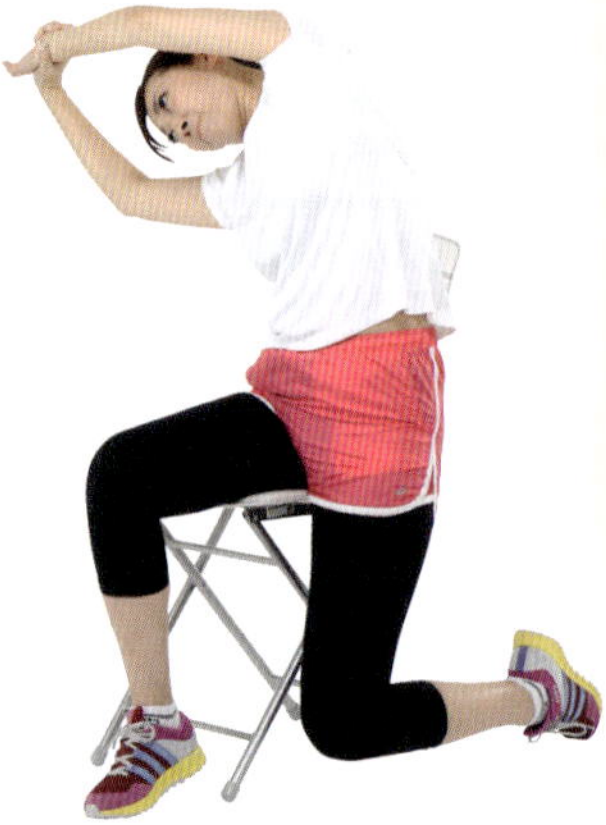

両腕を肩の高さで、地面と平行に伸ばします。両手の指を組んだら、上体を左右に回します。後ろが見えるまで回せばベストです。頭と肩を同時に回すと体側が、頭を正面に据えたままだと肩が伸ばされます。身体の軟らかい人だと、組んだ両手を裏返しにしておこなうと、さらに効果があります。

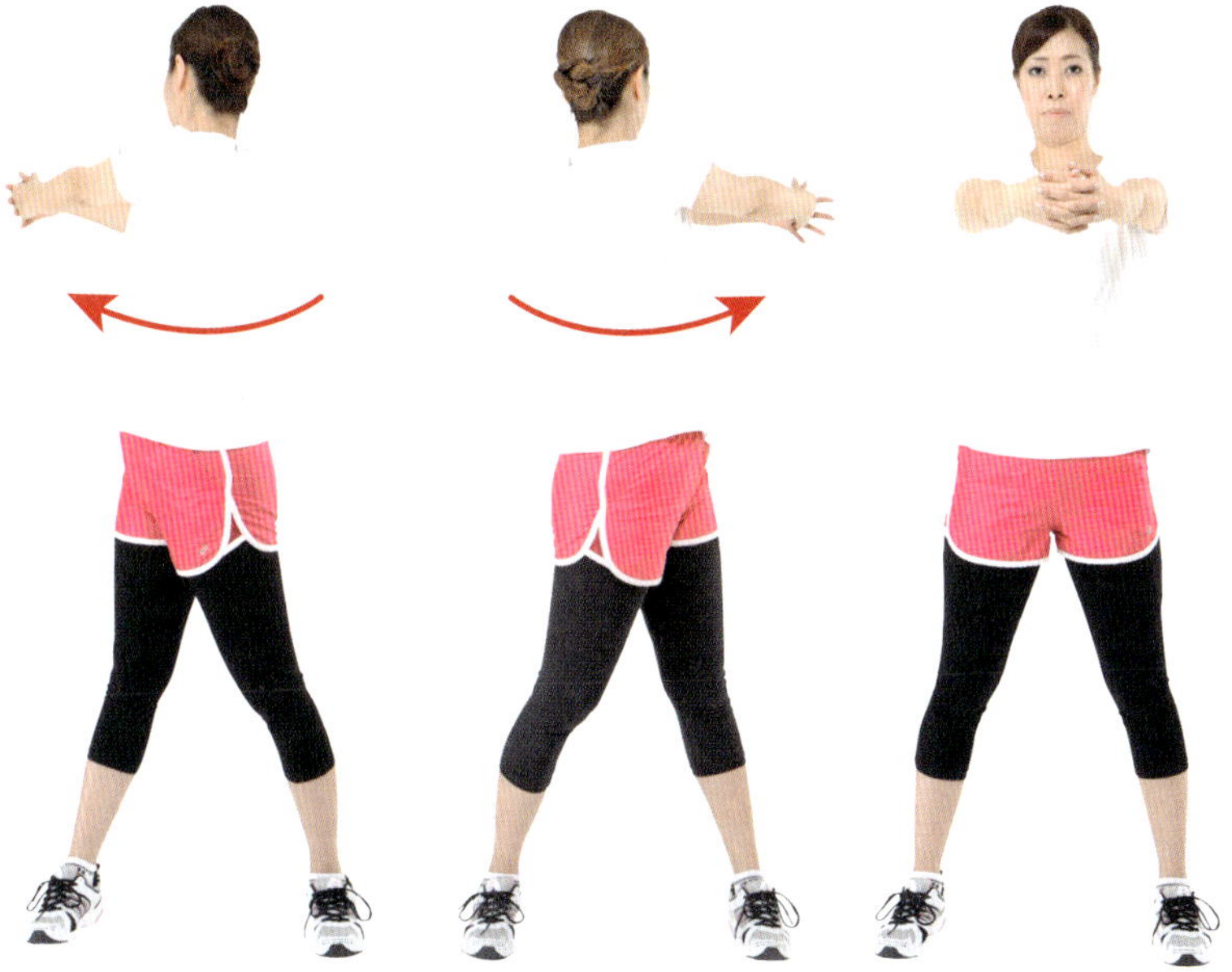

両膝《ひざ》と脚首をそろえて背筋を伸ばして座ります。左手でいすの背を持ち、上体を左にひねります。左右とも実施します。

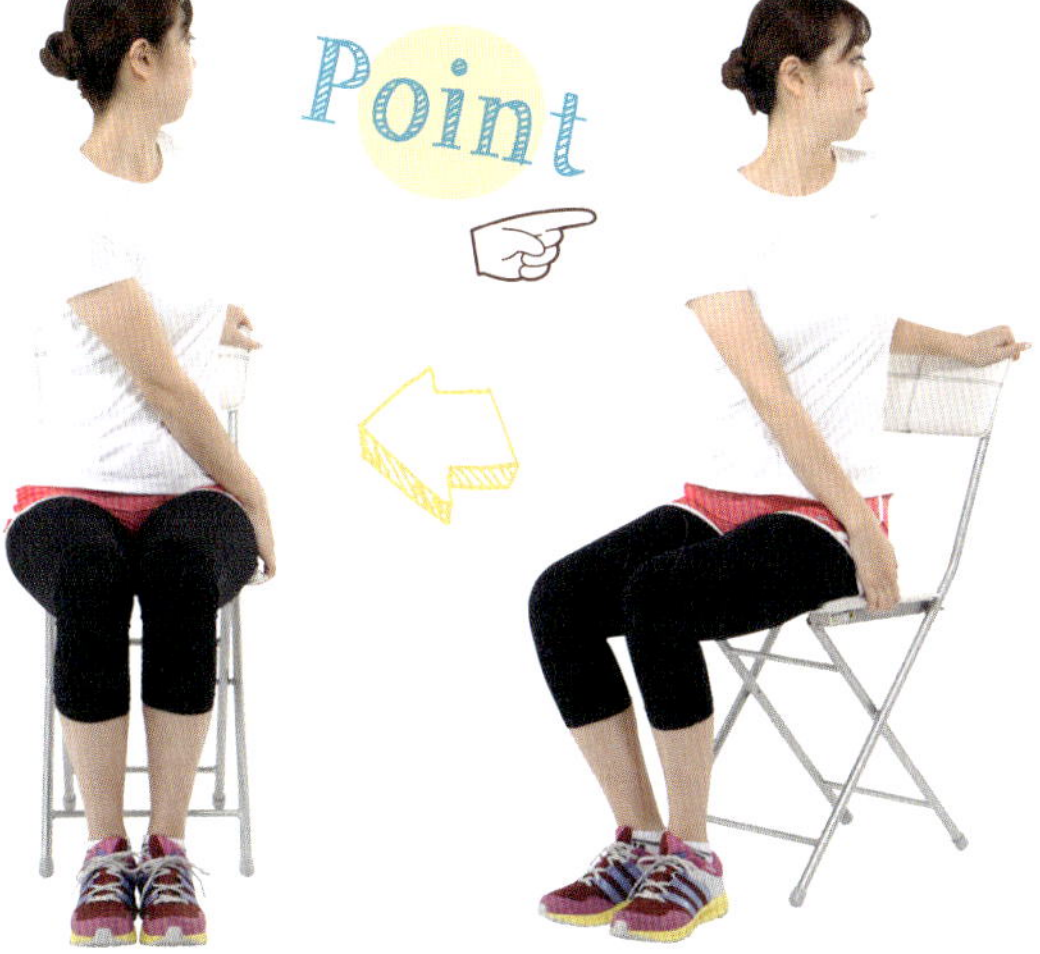

上半身 股関節《こかんせつ》 太もも

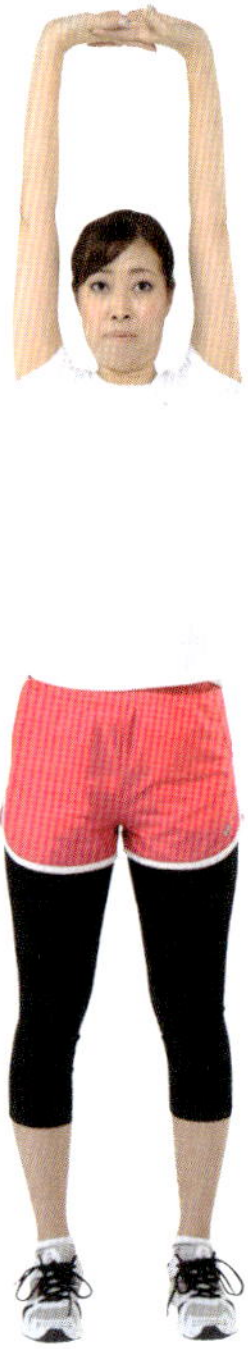

①両手の指を組んだら手のひらを裏返し、両腕で頭をはさむように頭上に上げます。背筋や身体全体が気持ちよく伸ばせたら、ゆっくりと力をぬいて戻します。

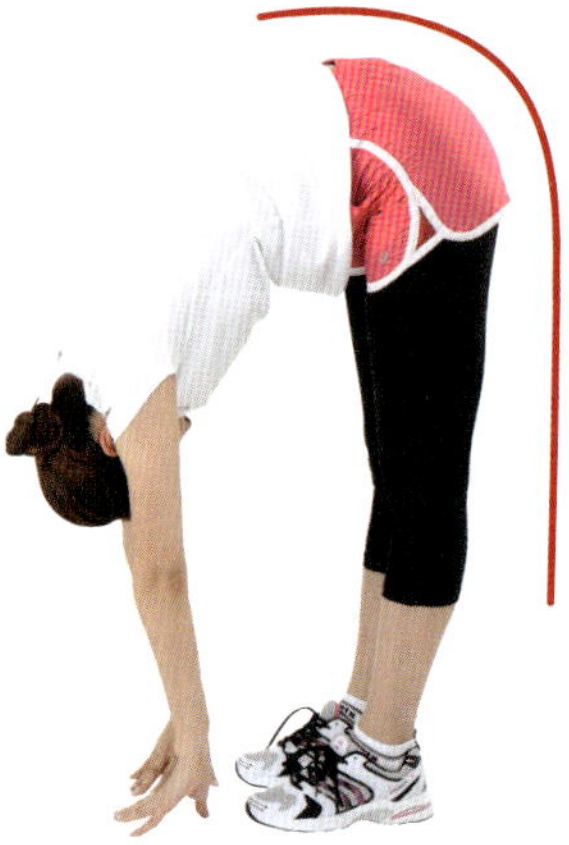

②次に両膝《ひざ》を伸ばしたままゆっくりと上体を前に倒し、太ももの後ろ側を伸ばします。顔を太ももにつけるようにすると、腰の筋肉がよく伸ばされて効果的です。もも裏のかたい人は、軽く膝《ひざ》を曲げながらでもかまいません。

Point

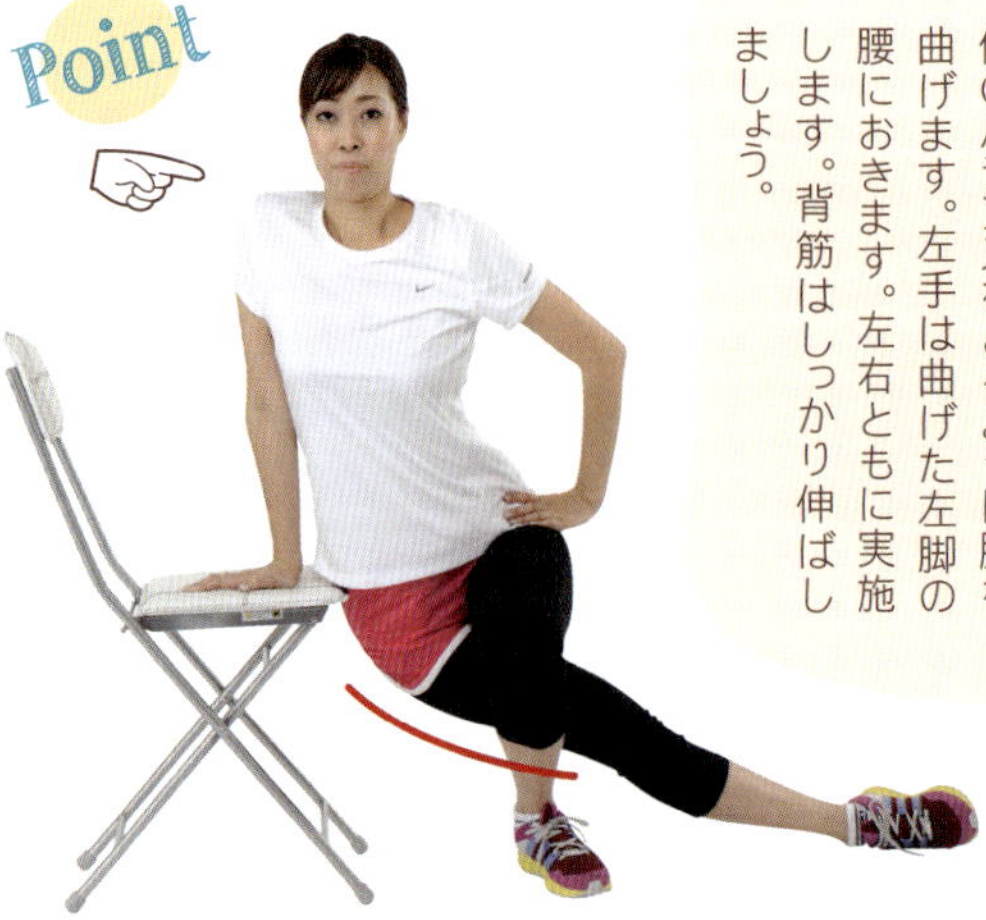

いすに右手を着き、右脚を伸ばします。左脚は右手と一緒に身体のバランスをとるように膝《ひざ》を曲げます。左手は曲げた左脚の腰におきます。左右ともに実施します。背筋はしっかり伸ばしましょう。

身体が柔軟な人におすすめのストレッチです。脚を大きく前に踏み出して重心をのせて腰を落としたら、片腕を頭上に上げて頭側にゆっくり倒していきます。首の側面、体側、股関節《こかんせつ》、太ももの前面が伸ばされます。

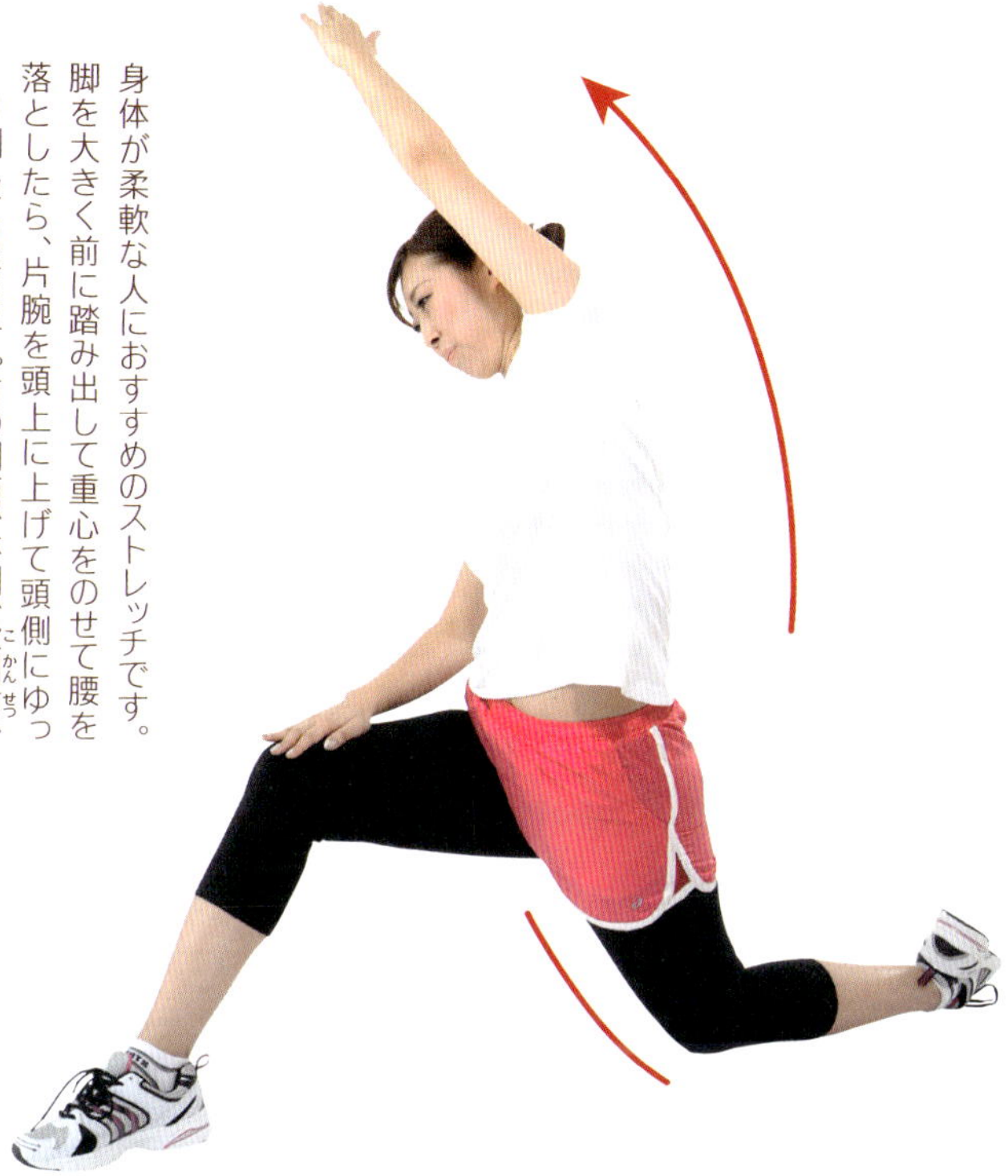

いすに腰かけた状態で両脚を開き、両手をももにおいて、上半身を前に傾けます。太ももの前面や内側、股関節《こかんせつ》を伸ばします。

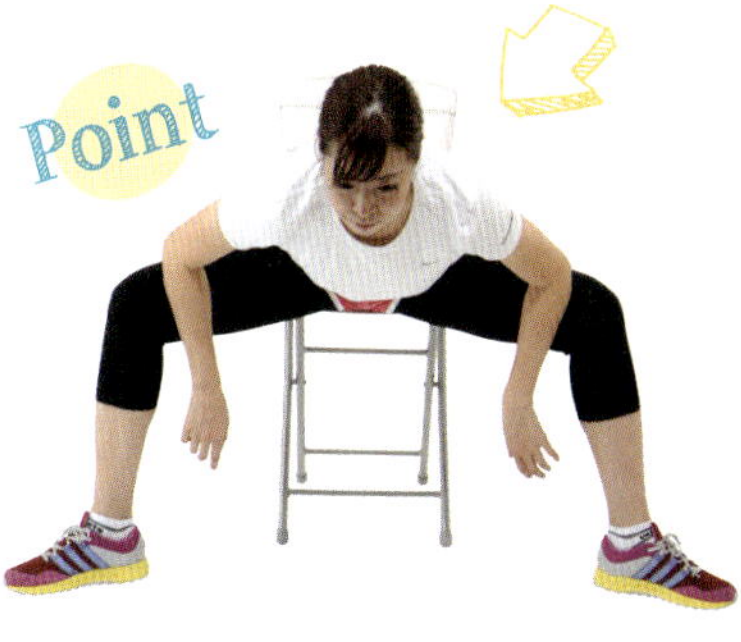

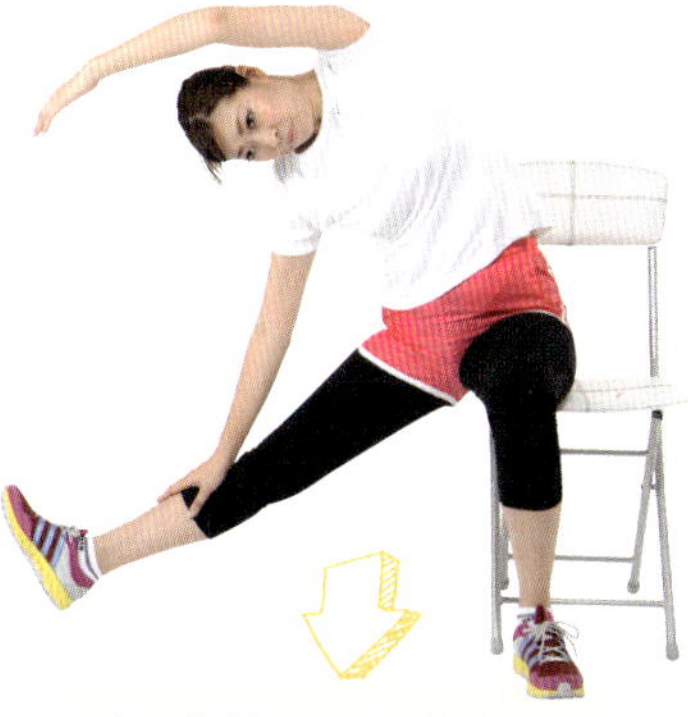

いすの片側に腰かけ状態で、右手は右膝《ひざ》あたりを押さえて右脚を伸ばし、上半身を伸ばした脚側に傾けます。左右ともに実施します。

太もも前面

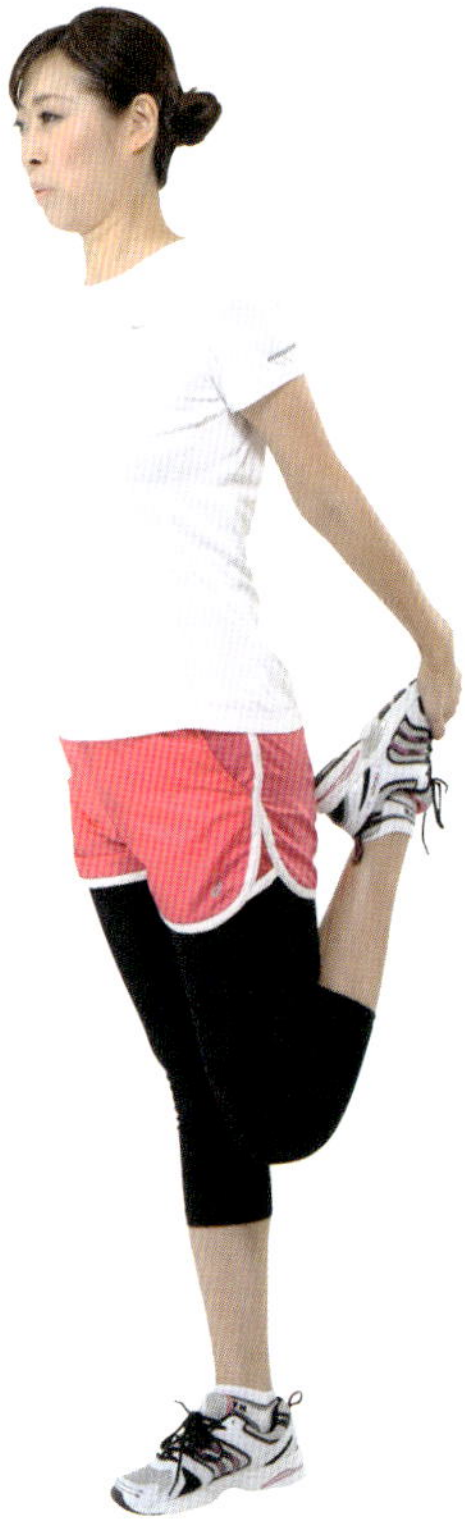

左膝《ひざ》を曲げ、その脚先を左手でつかんでお尻に引きつけて、左脚の太もも前面を伸ばします。このとき、左膝《ひざ》を少し後ろに引くと効果的です。両脚を交互におこないます。

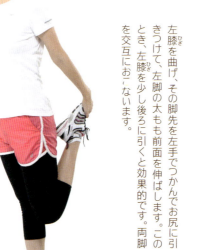

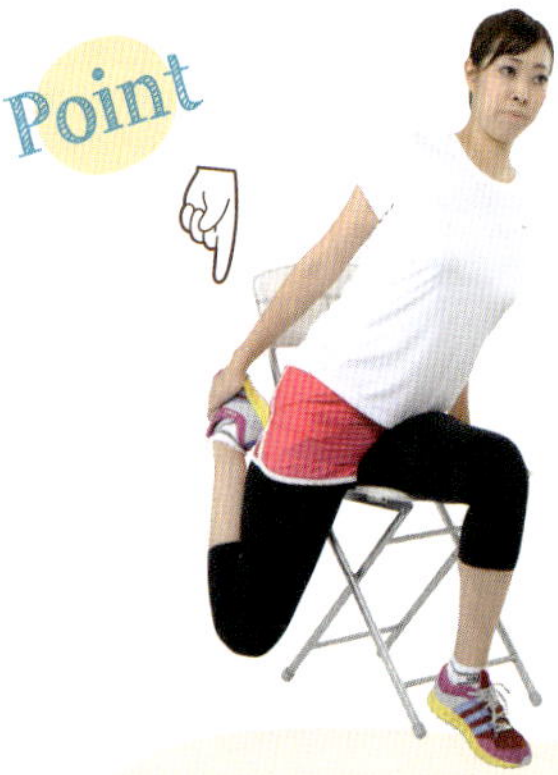

いすの右半分をつかいます。左手でいすをつかめるので身体のバランスを保つことができます。

いすの背に両手をおいて、背筋を伸ばしながら前脚の膝《ひざ》を曲げてゆっくりと下げていきます。

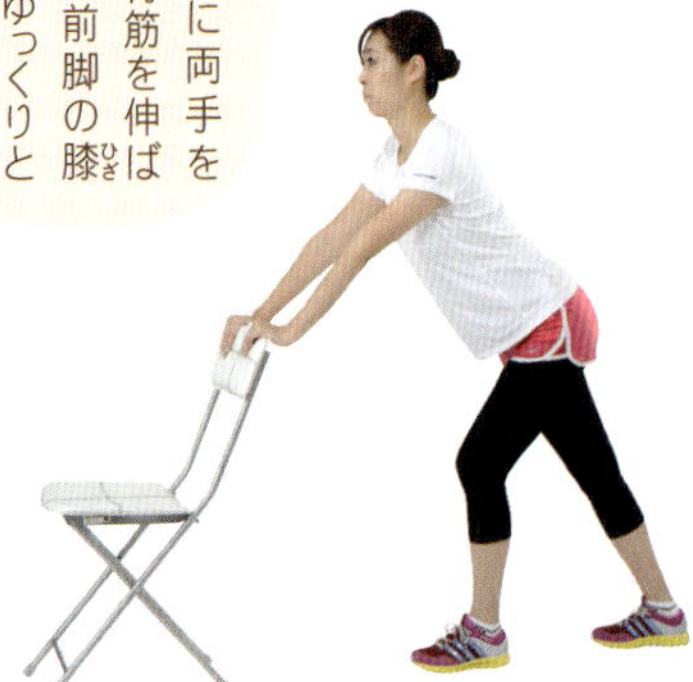

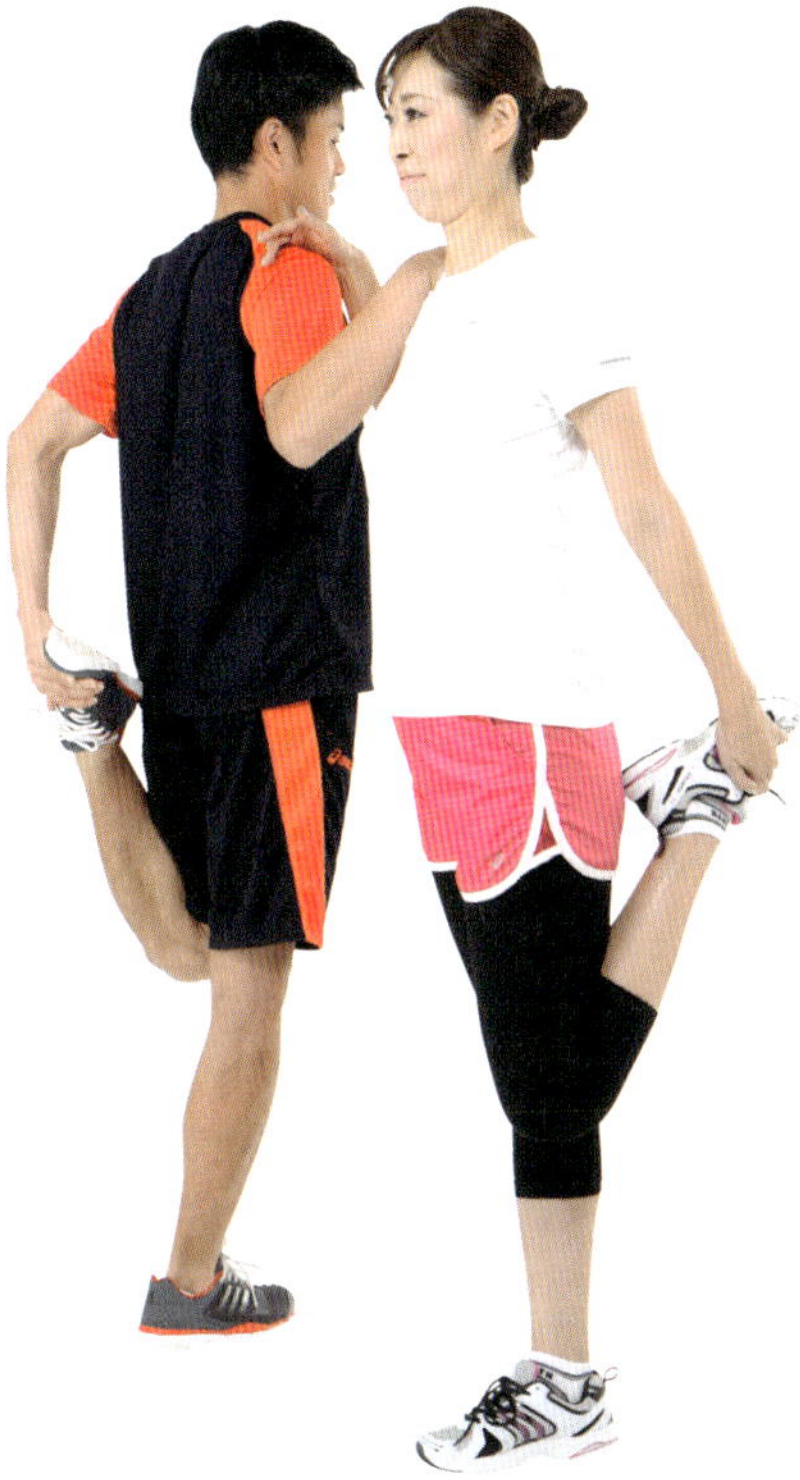

片脚でバランスがとれないときは、二人でおこなったり、壁などにつかまっておこなってみてください。

いすの上に曲げた脚をのせると、身体のふらつきを抑えることができます。

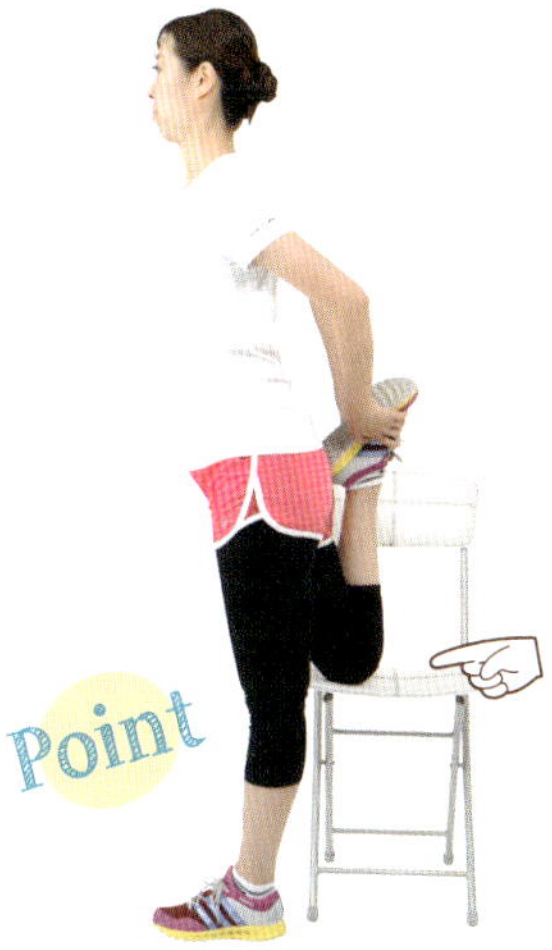
Point

いすの背を持っておこなうと、二人でおこなうのと同じようにバランスがとれてやりやすくなります。

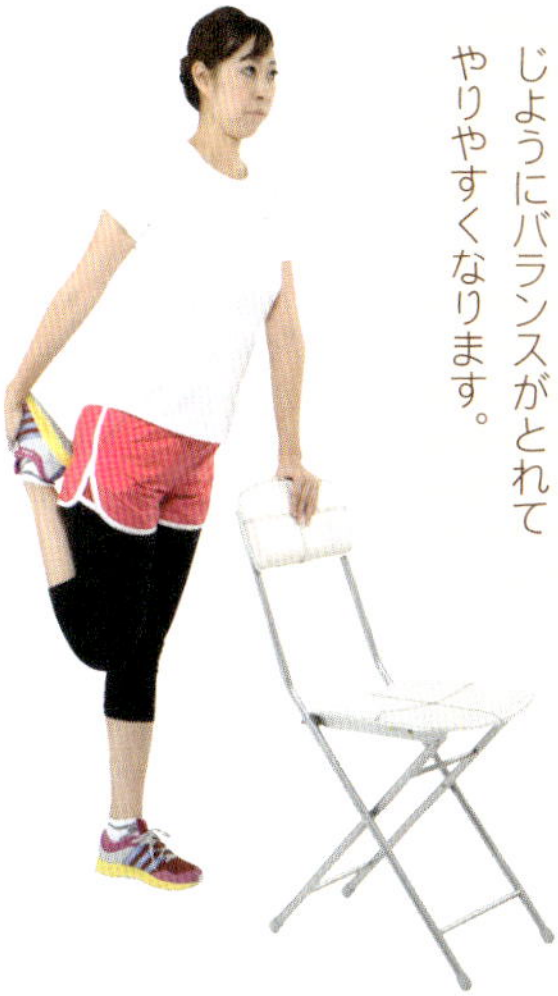

股関節《こかんせつ》 太もも内側・裏

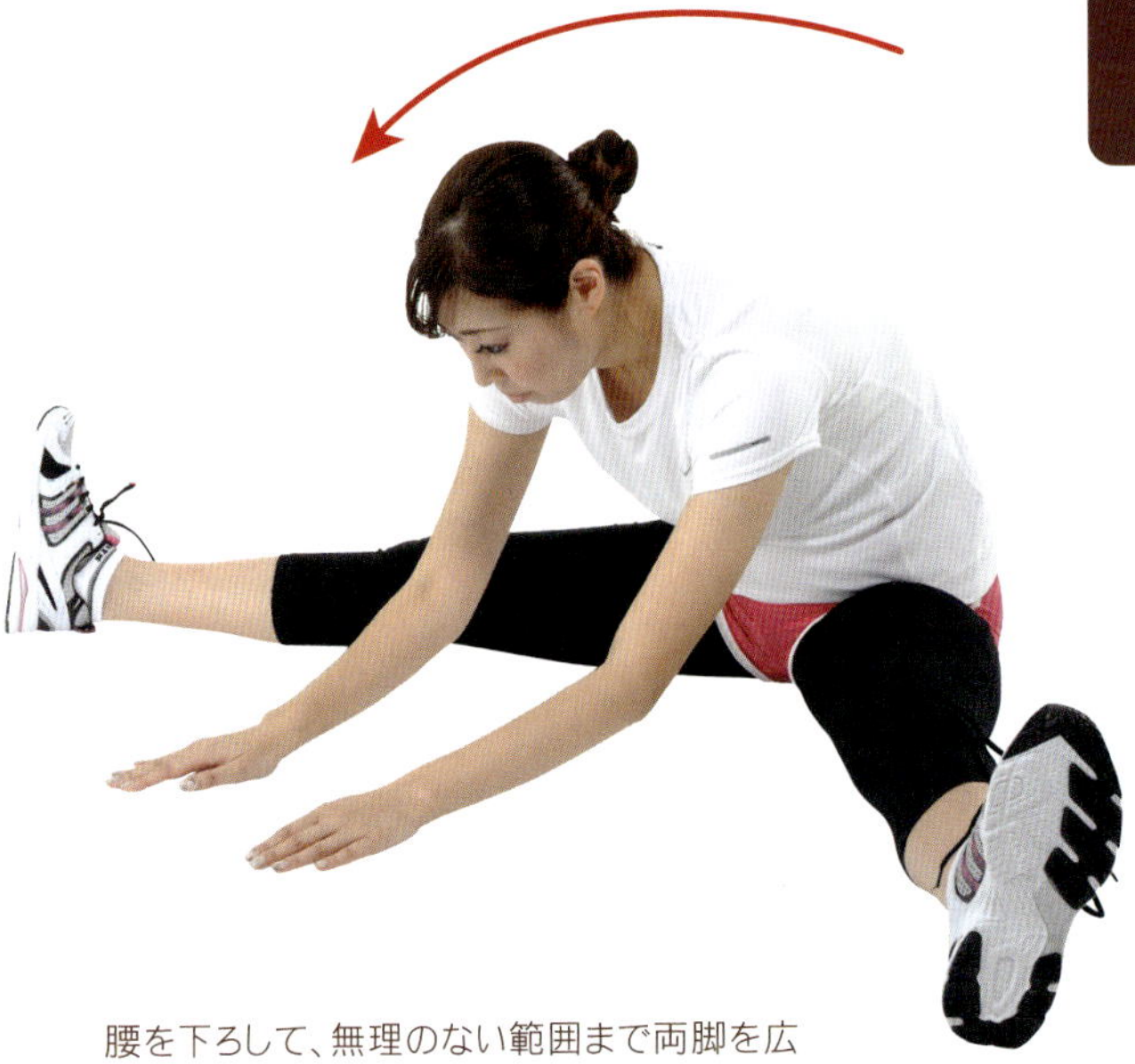

腰を下ろして、無理のない範囲まで両脚を広げます。顔を正面に向けてそのまま上体をゆっくり前へ倒します。背筋や腰、股関節《こかんせつ》、太ももの内側と裏が伸ばせます。

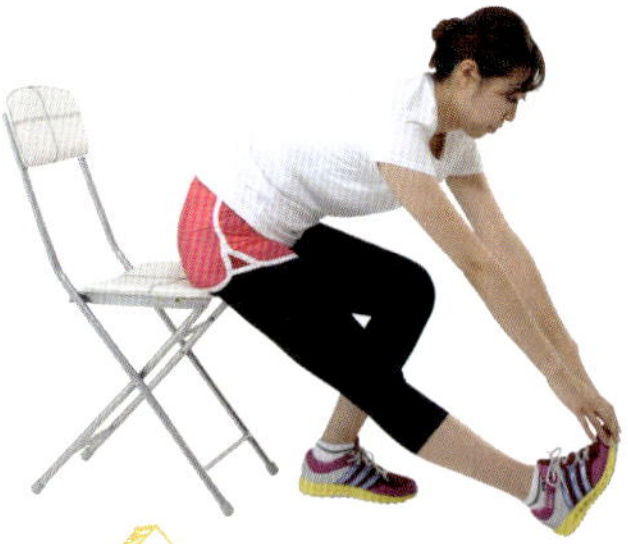

いすの前半分に腰かけて、右脚を伸ばします。伸ばした脚先を両手でさわるようにします。左右ともに実施します。

いすの前半分に腰かけて、右脚を伸ばします。上半身をゆっくり傾けます。左右ともに実施します。

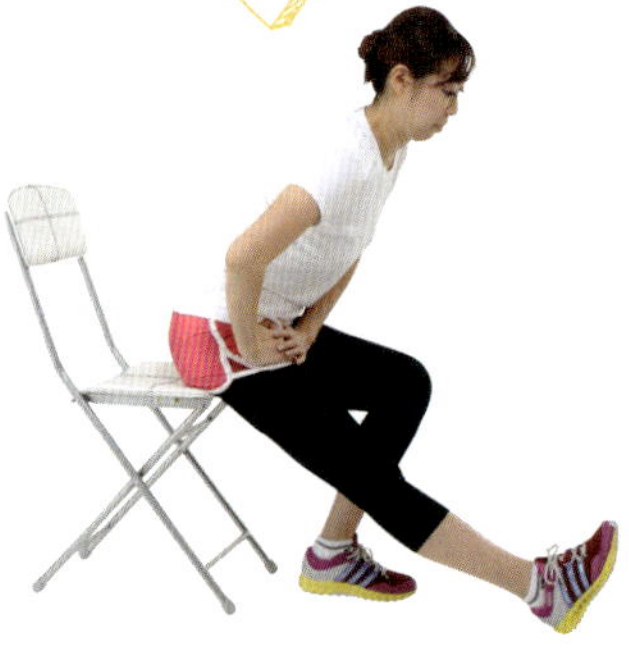

腰を下ろしたら、膝《ひざ》を曲げて両脚の裏を合わせます。足先を両手でにぎり、そのまま前方へ上体を倒します。両膝《ひざ》を床につけられるようになると、効果はアップします。

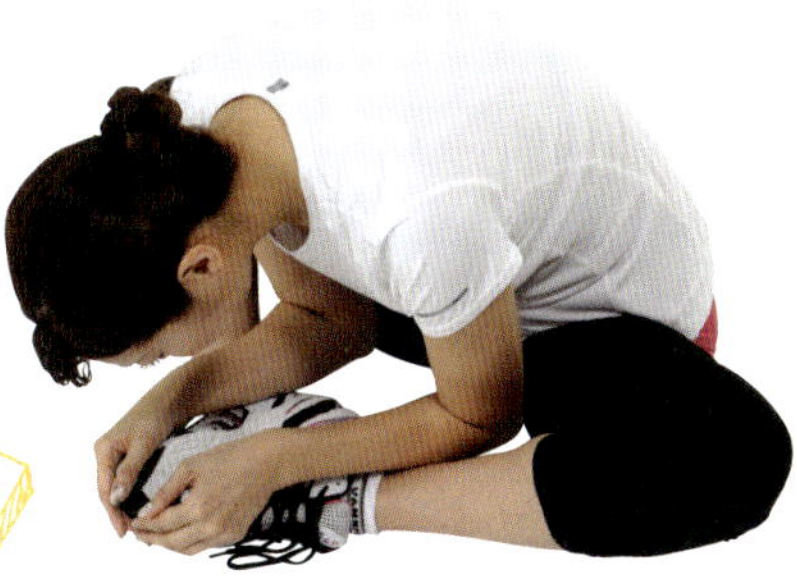

身体の軟らかい人はさらに脚を広げて、上体を左右に倒します。このときなるべくつま先を上に向けましょう。太ももの裏側もプラスされて伸ばされます。上体を前に倒していくと、さらに効果があります。

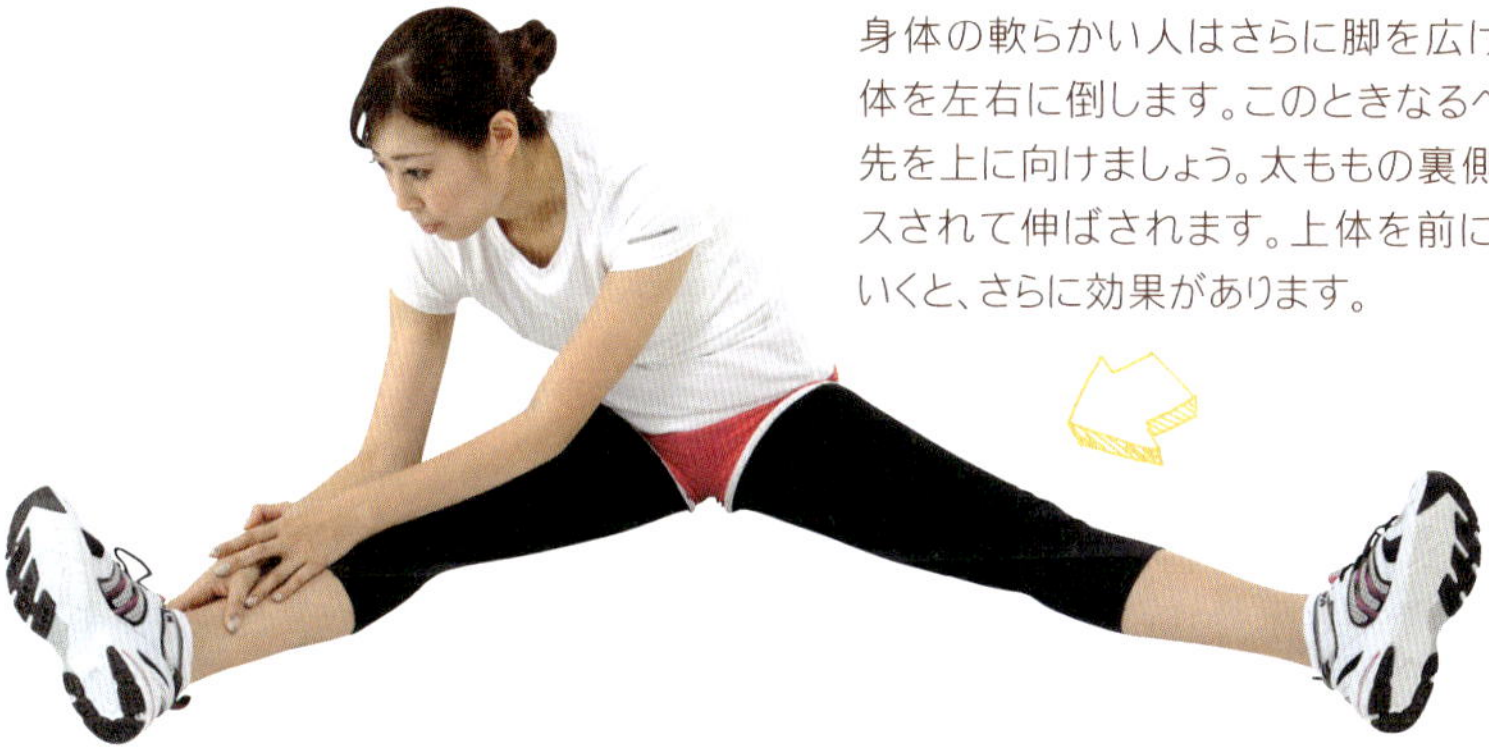

いすに右脚をのせ、両手を太もも上部において、上半身をゆっくり傾けます。左右ともに実施します。

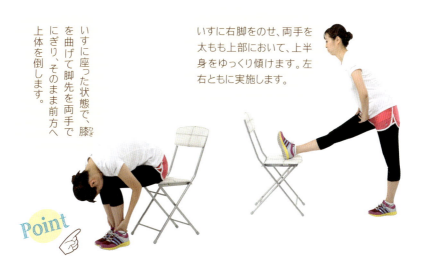

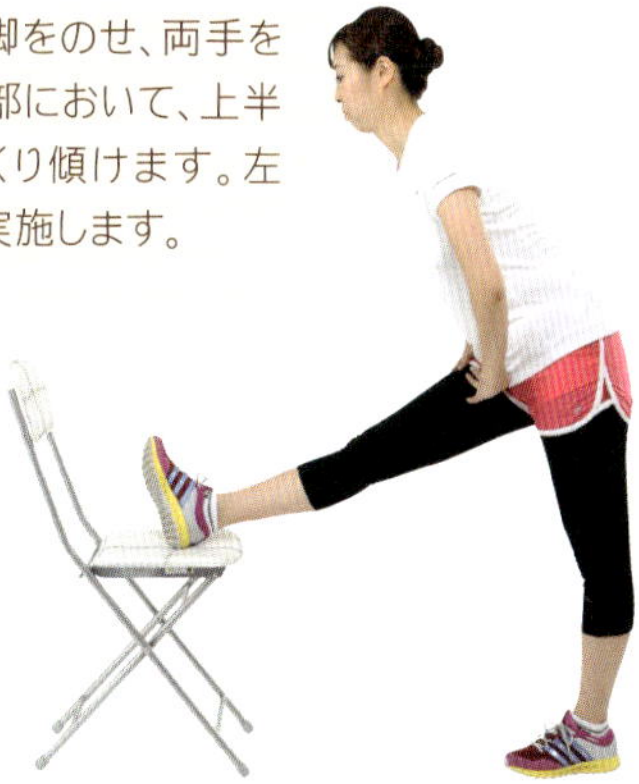

Point

いすに座った状態で、膝《ひざ》を曲げて脚先を両手でにぎり、そのまま前方へ上体を倒します。

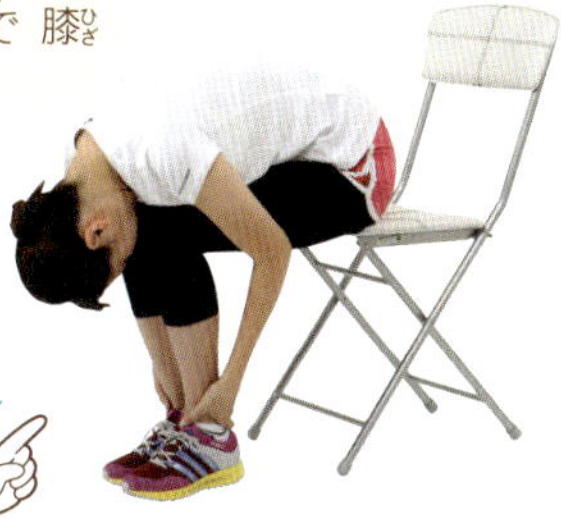

いろいろなストレッチ

腰 太もも裏

仰向けになり、両手で片方の膝《ひざ》裏を持ち上げます。そのまま、膝《ひざ》裏の両手を脚首のほうに移動していき、ゆっくりと脚を胸のほうへひきつけます。このストレッチは、身体がかなり軟らかい人がおこなうストレッチです。

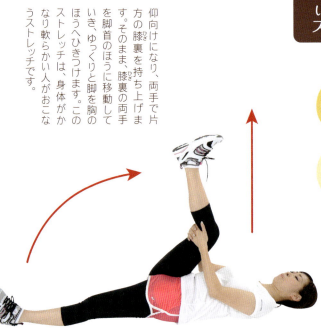

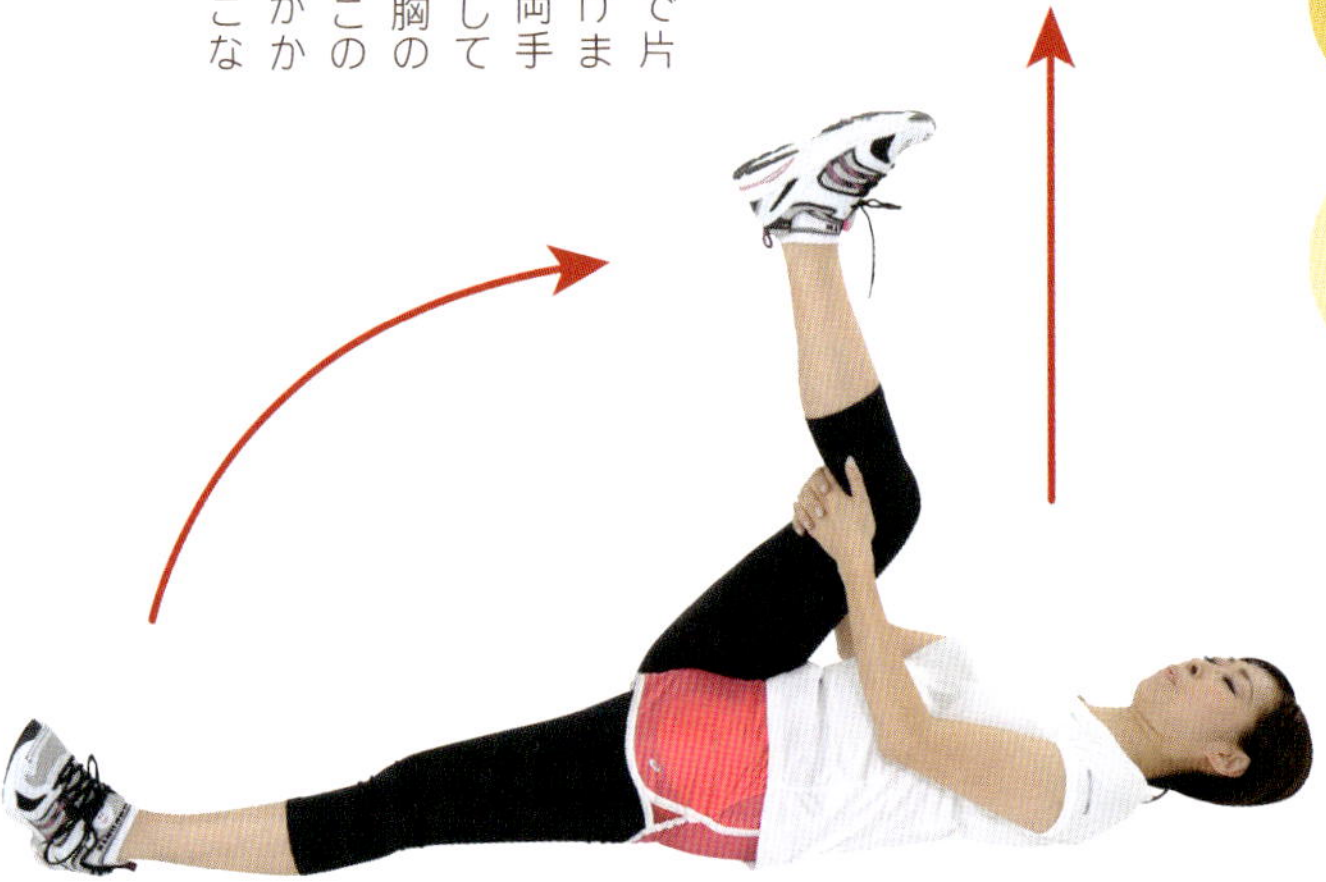

①いすに左脚をのせ、のせた脚の膝《ひざ》に両手をおきます。右脚は後ろにできるだけ開きます。

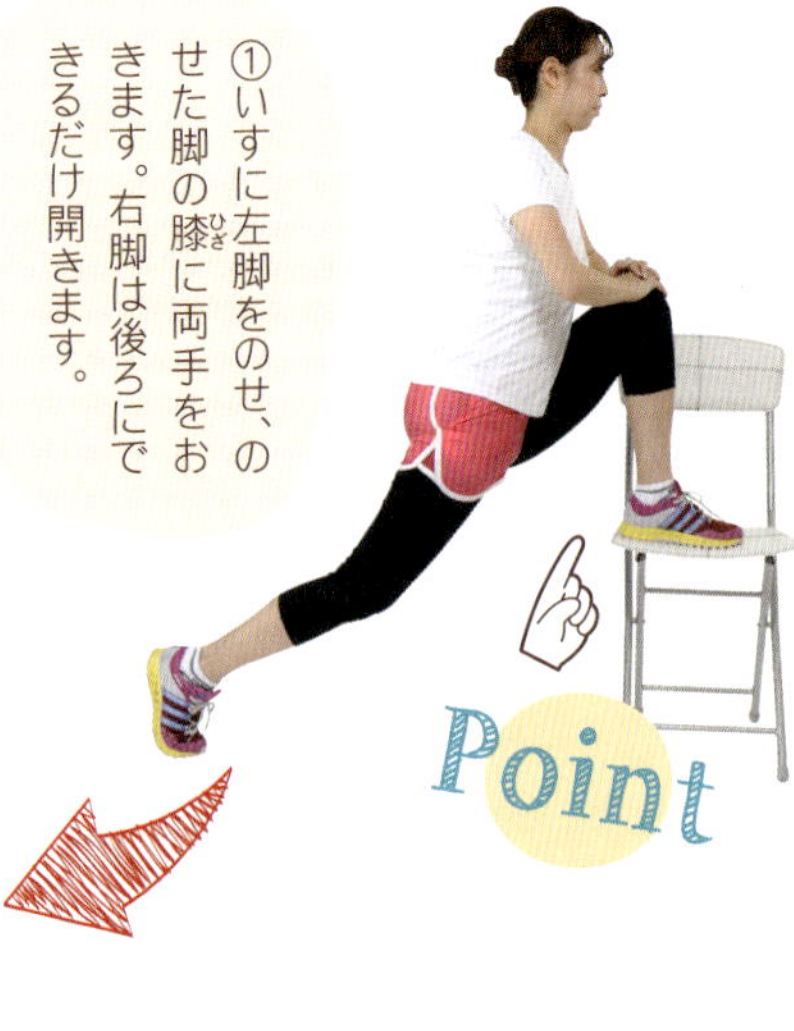

②いすの上の左脚を前に傾けます。左右ともに実施します。

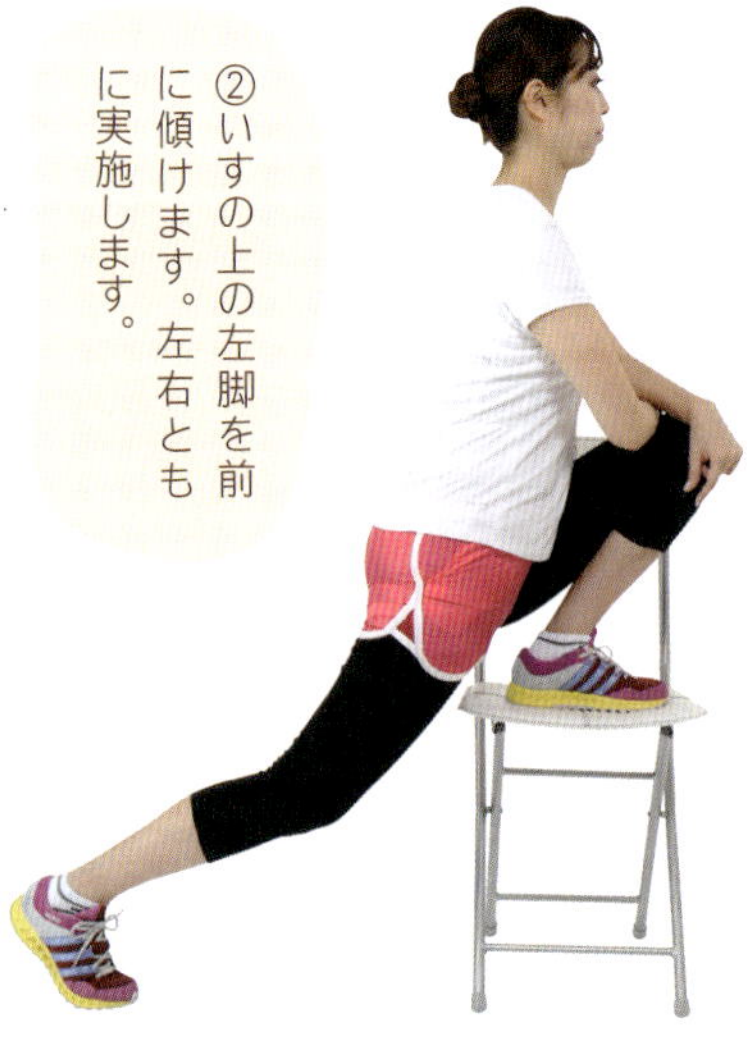

左脚を肩幅ぐらいに踏み出し、右脚の膝を曲げてお尻を後ろへ突き出します。そのまま上体を前へ倒します。お尻の左側、太もも の裏、ふくらはぎが伸びます。左右ともに実施します。

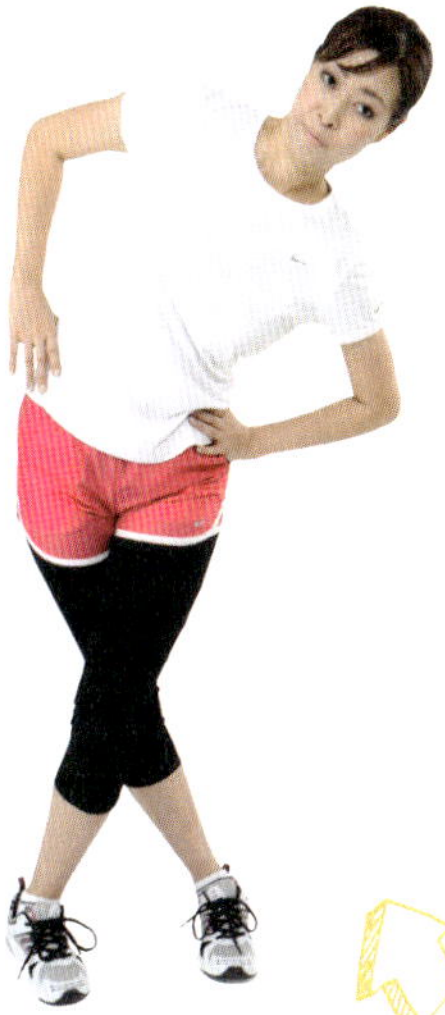

左脚を右脚の前に交差させます。両手を腰にあてがい、左斜め前にゆっくりと上体を倒していきます。腰と太ももの裏に効き目があります。さらにこの状態から、両手で左脚の太ももを押さえ、左脚を曲げるようにすると、より効果的です。

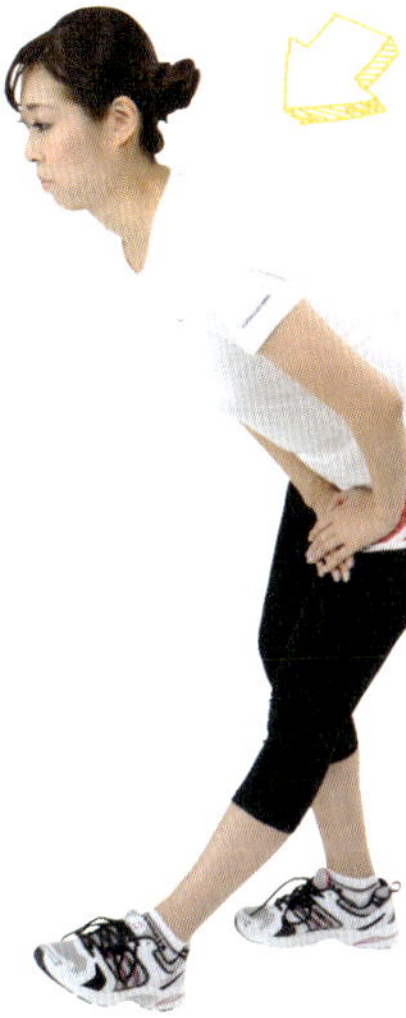

いすの片側に腰かけ状態で、両手を腰にあて、右脚を伸ばします。左右ともに実施します。

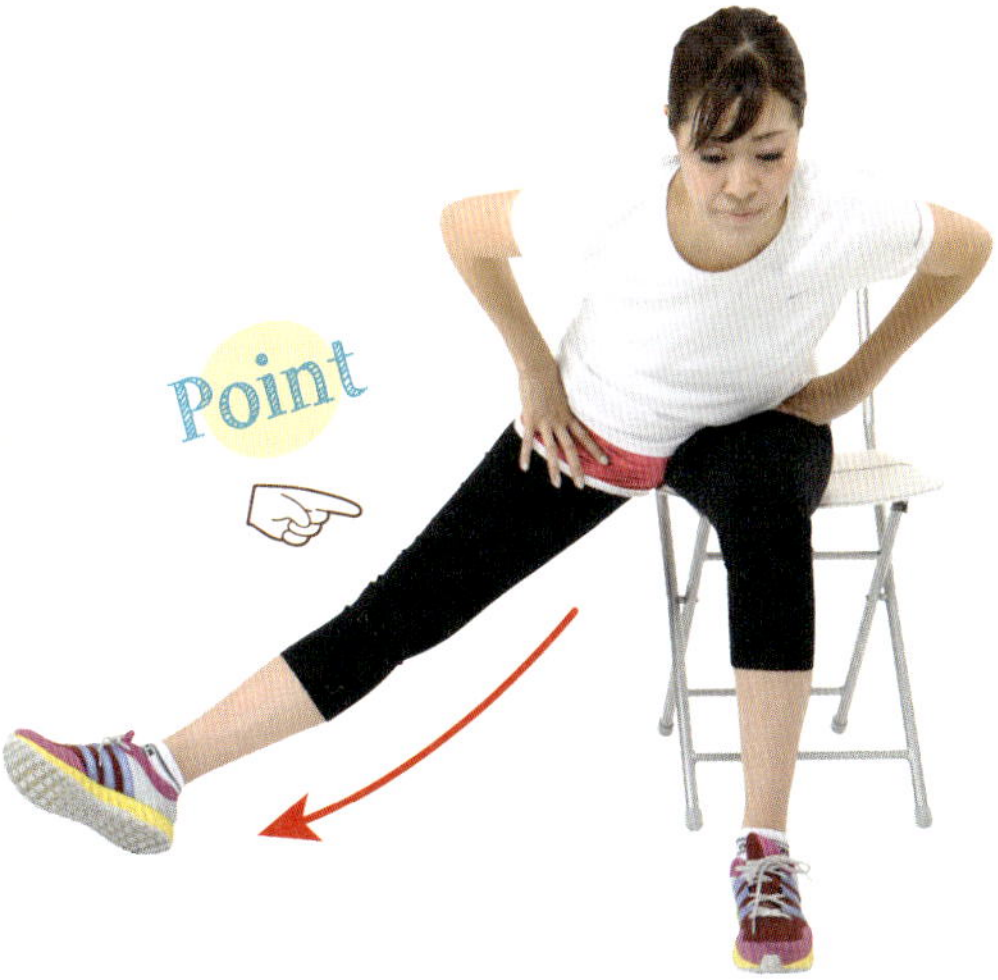

腰 お尻 ①

仰向けになり、右膝《ひざ》を両手で抱えて胸に引きつけ、背中から腰、お尻にかけての筋肉を伸ばします。このとき右脚は脱力させて、左脚はできるだけまっすぐ伸ばします。ただし、腰痛のある人は、左膝《ひざ》を少し曲げたほうがよいでしょう。

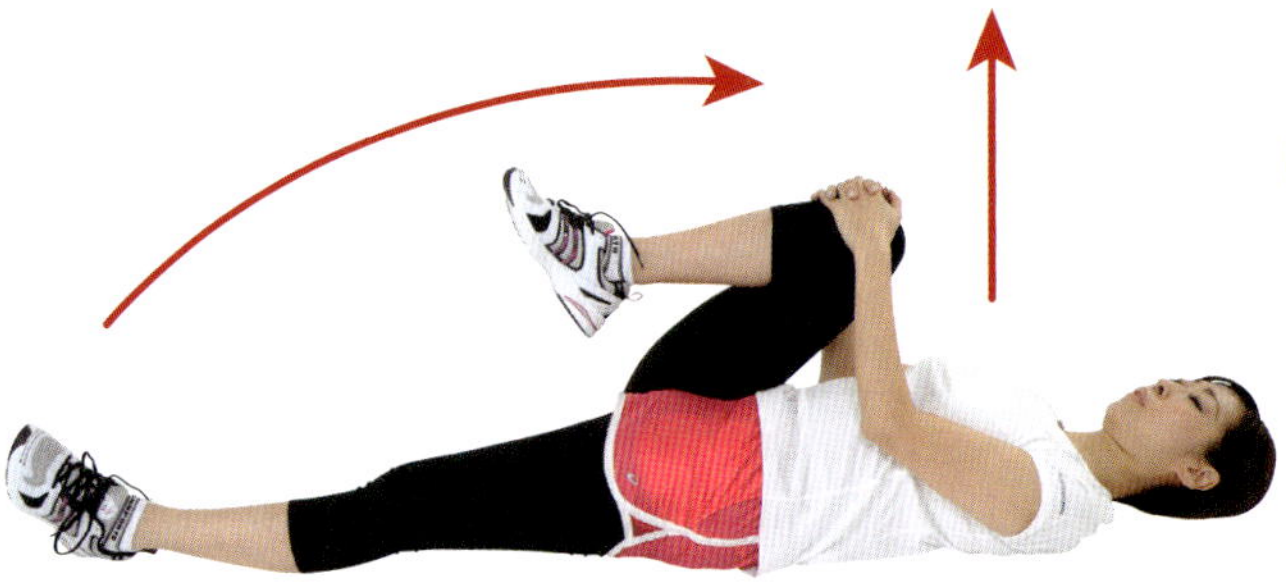

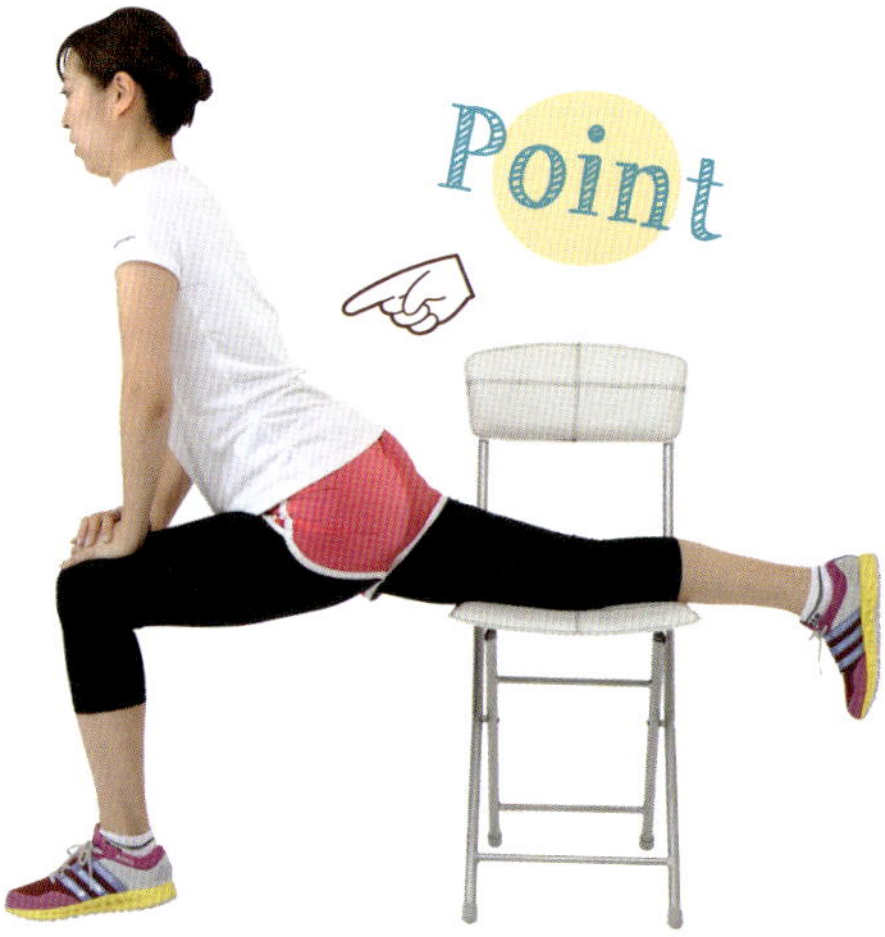

Point

右脚をいすにのせて伸ばします。左脚はまげて、両手を膝《ひざ》の上におきます。左右とも実施します。

①右膝《ひざ》を曲げて左膝《ひざ》に交差させ、その外側に置きます。左手で右膝《ひざ》の外側に当てて、左に押すと同時に上体を右にひねって、腰をお尻の筋肉を伸ばします。右手を後ろにつき、頭部をひねると効果的です。左右ともに実施しますが、腰痛のある人は、無理をしないようにしましょう。

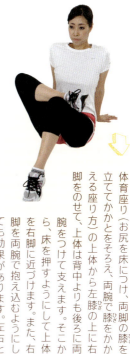

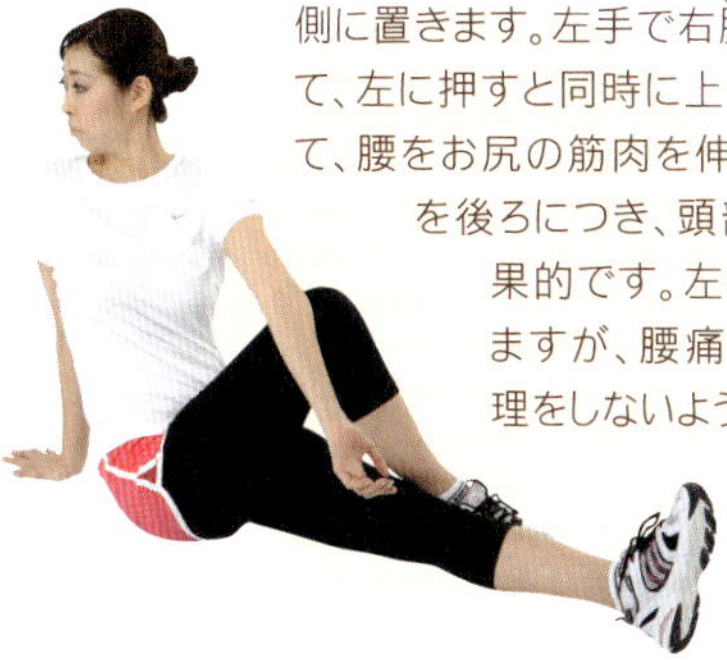

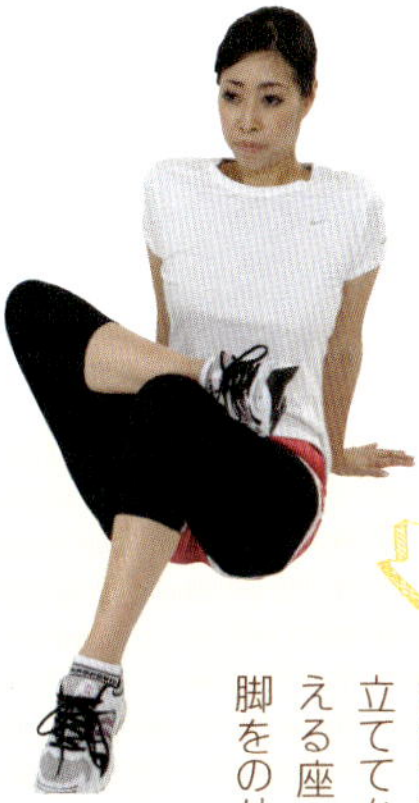

体育座り（お尻を床につけ、両脚の膝《ひざ》を立ててかかとをそろえ、両腕で膝《ひざ》をかかえる座り方）の上体から左膝《ひざ》の上に右脚をのせて、上体は背中よりも後ろに両腕をつけて支えます。そこから、床を押すようにして上体を右脚に近づけます。また、右脚を両腕で抱え込むようにしても効果があります。左右とも実施します。

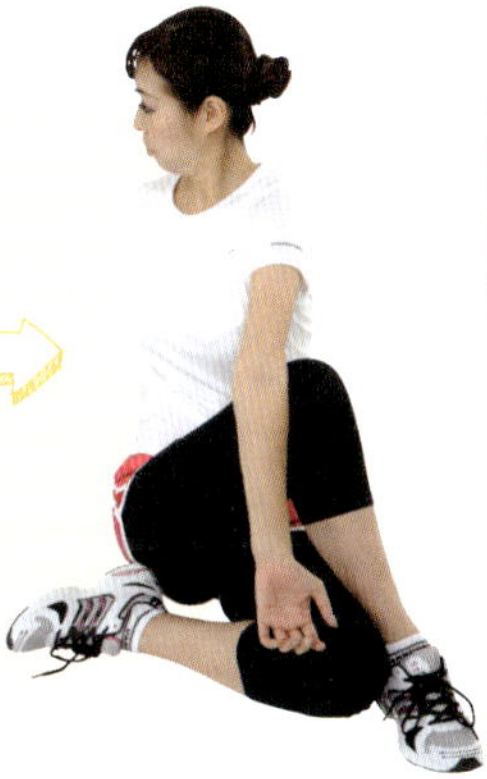

②①のバリエーションにあたるストレッチです。左右の膝《ひざ》を曲げて座り、後ろを振り向くイメージでストレッチします。①よりも下半身が安定するので、初心者向きで、上体の柔軟性が増します。

Point

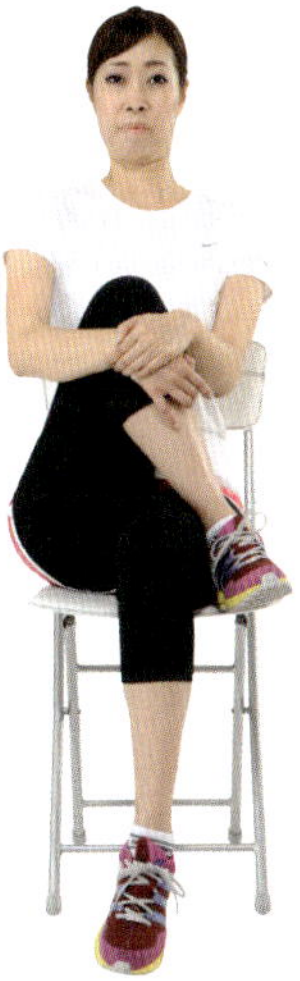

いすに腰かけた状態で、背筋を伸ばし、右脚を左脚の上にのせて組みます。左右ともに実施します。

腰お尻②

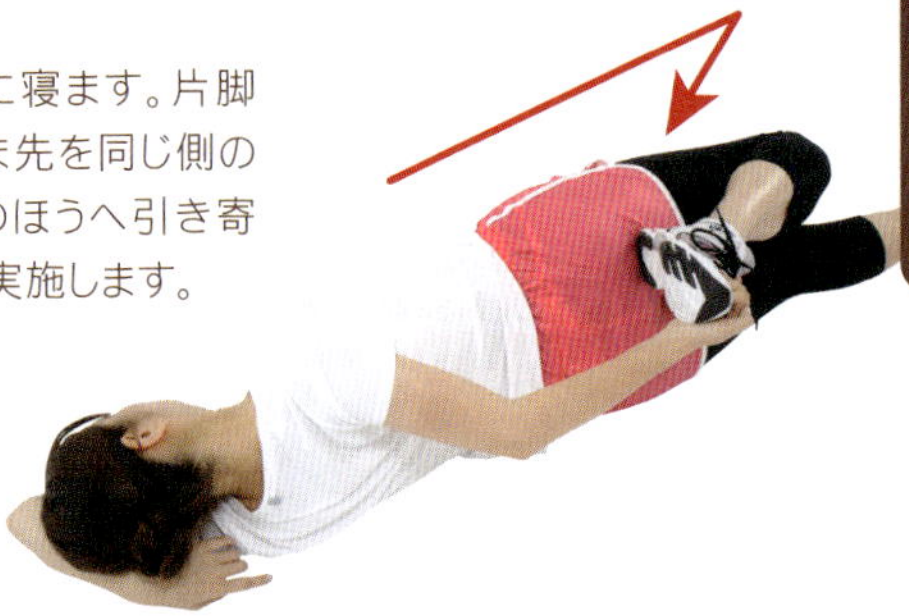

腕を枕にして横に寝ます。片脚の膝《ひざ》を曲げてつま先を同じ側の手で持ち、お尻のほうへ引き寄せます。左右とも実施します。

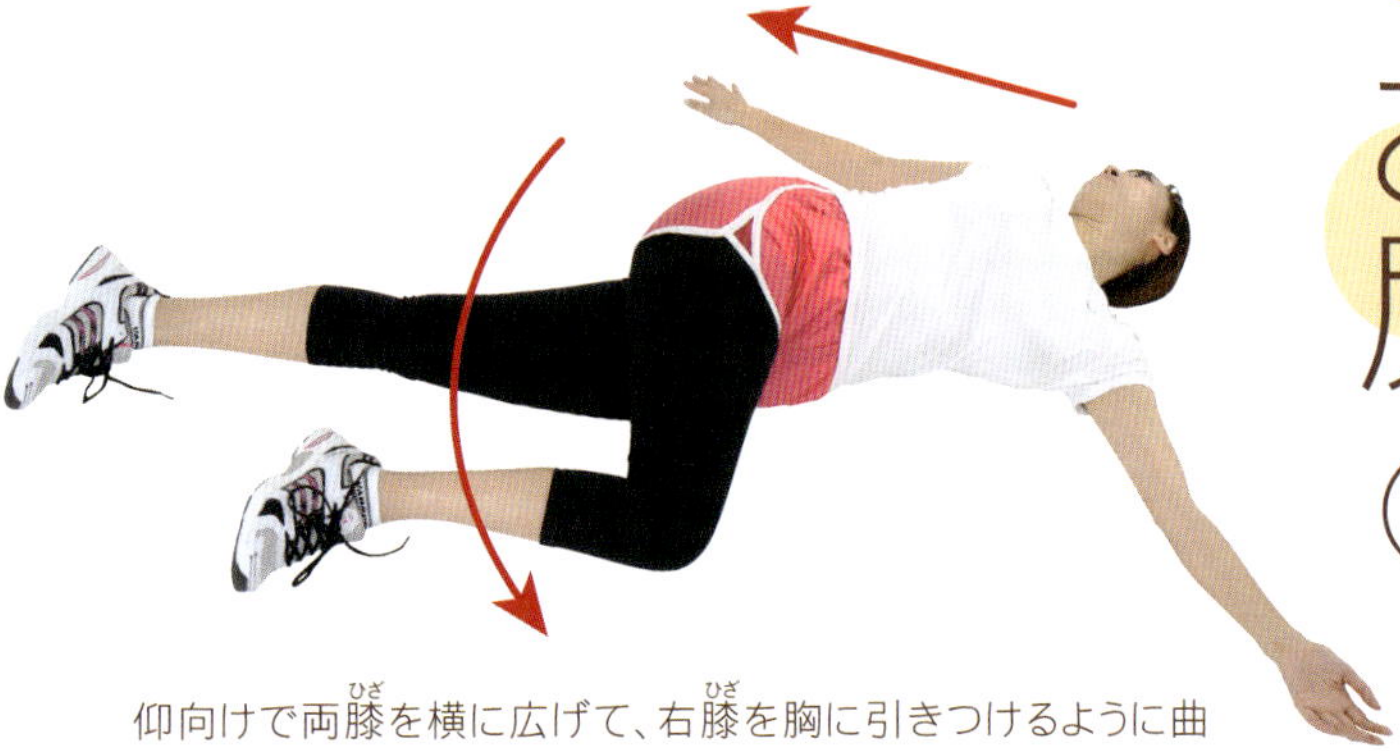

仰向けで両膝《ひざ》を横に広げて、右膝《ひざ》を胸に引きつけるように曲げます。次に、ゆっくりと左に倒し、腰の横とお尻の筋肉を伸ばします。両肩を床につけ、顔を右に向けると効果的です。左右とも実施します。

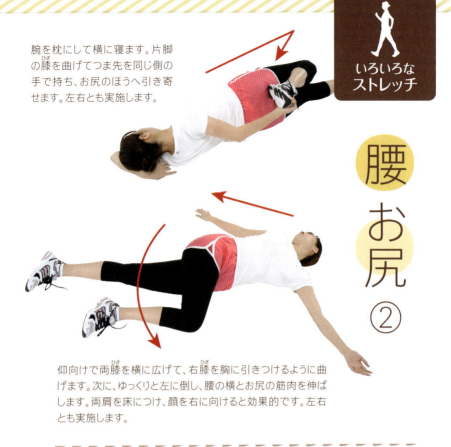

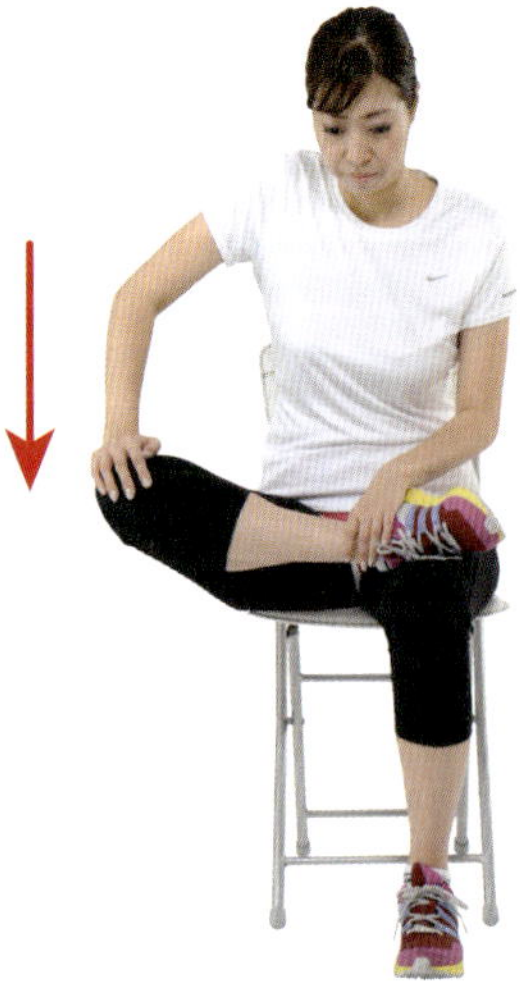

いすに座って背筋を伸ばし、右脚を左脚の上にのせて、膝《ひざ》を少し押さえて負荷をかけます。左右ともに実施します。

Point

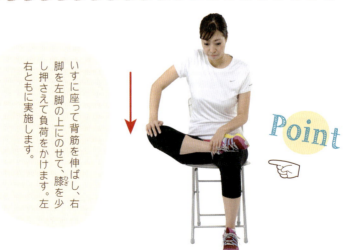

アキレス腱

両脚を前後に大きく開き、背筋を伸ばしながら前脚の膝《ひざ》を曲げてゆっくりと下げていきます。両脚とも交互におこない、ふくらはぎを伸ばします。

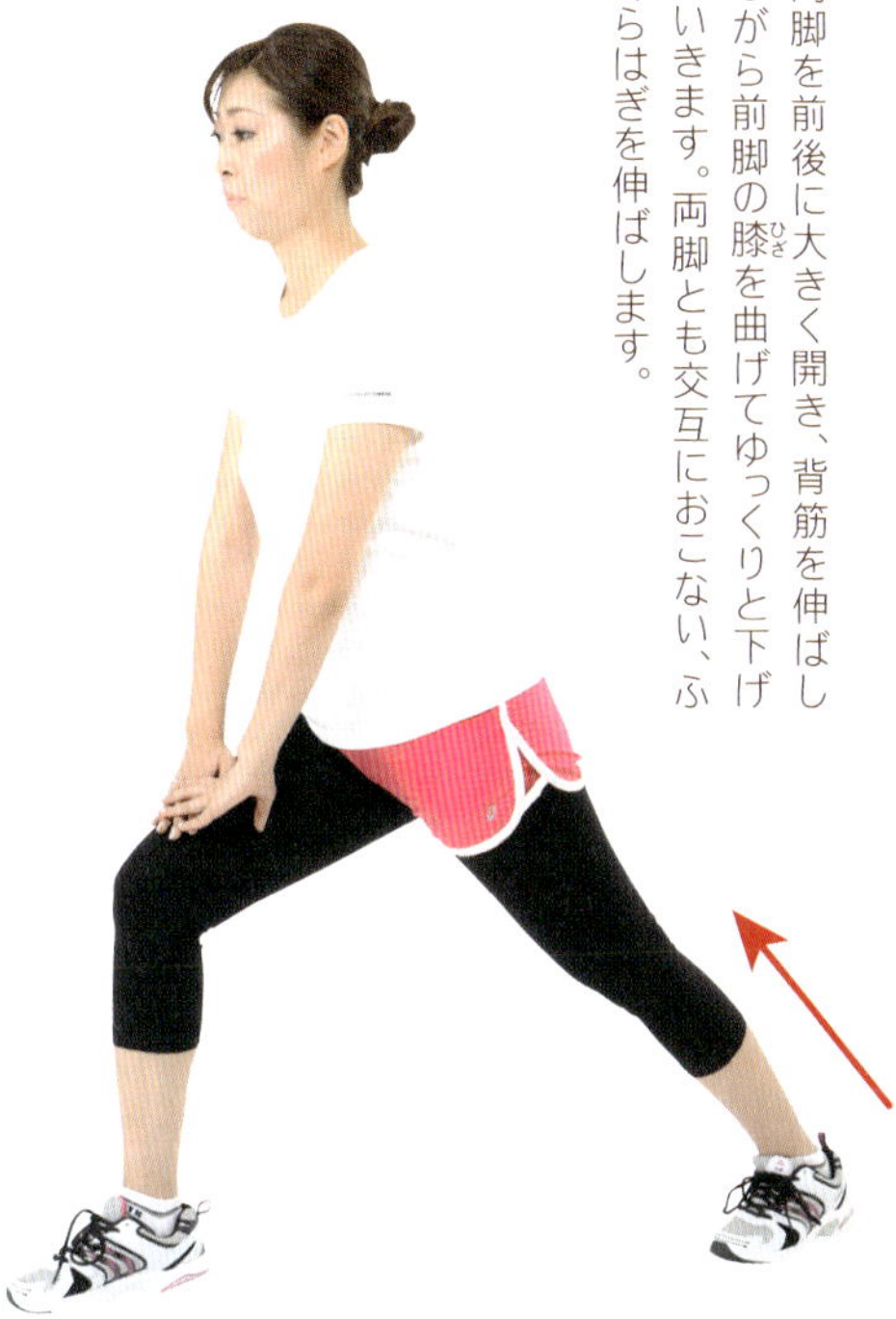

いすに座った状態で右脚を曲げて、右手で脚首をもって持ち上げます。すねを伸ばします。左右ともに実施します。

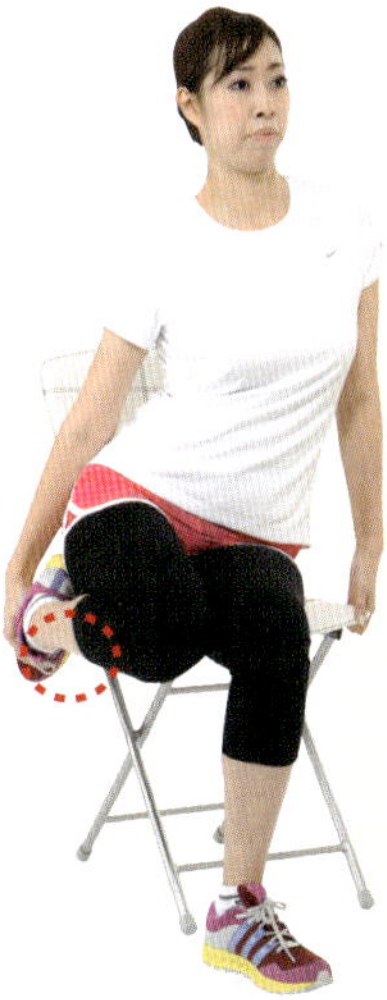

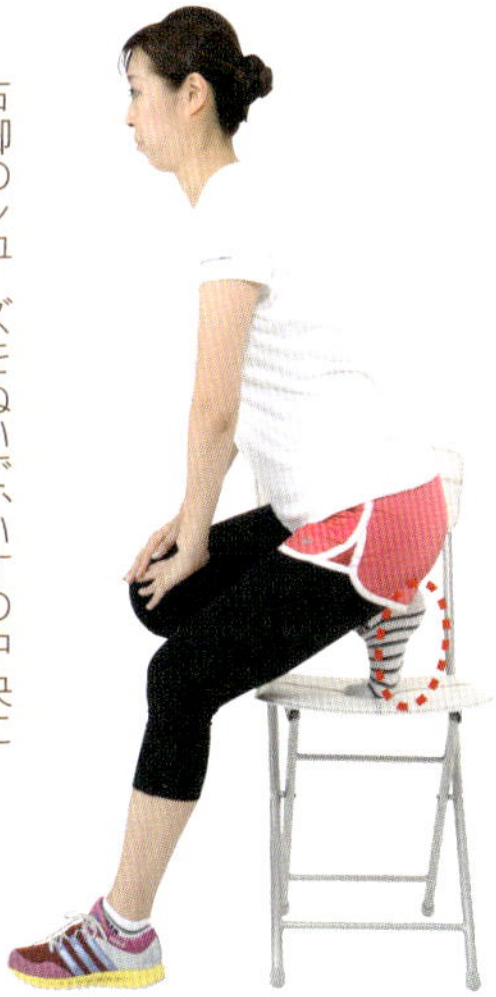

右脚のシューズをぬいで、いすの中央につま先をつく形で右膝《ひざ》を折ります、両手は両膝《ひざ》におき背筋を伸ばします。脚裏も鍛えます。左右ともに実施します。

いろいろなストレッチ

屋外

身近なものを利用してストレッチをしましょう

ウォーキングをはじめる前や、ウォーキングの途中、ウォーキングの後のクールダウンに、公園内に生えている木々や接地物などを利用してストレッチをするのもよいでしょう。身体の隅々まで血液が循環され、酸素や栄養分がいきわたります。

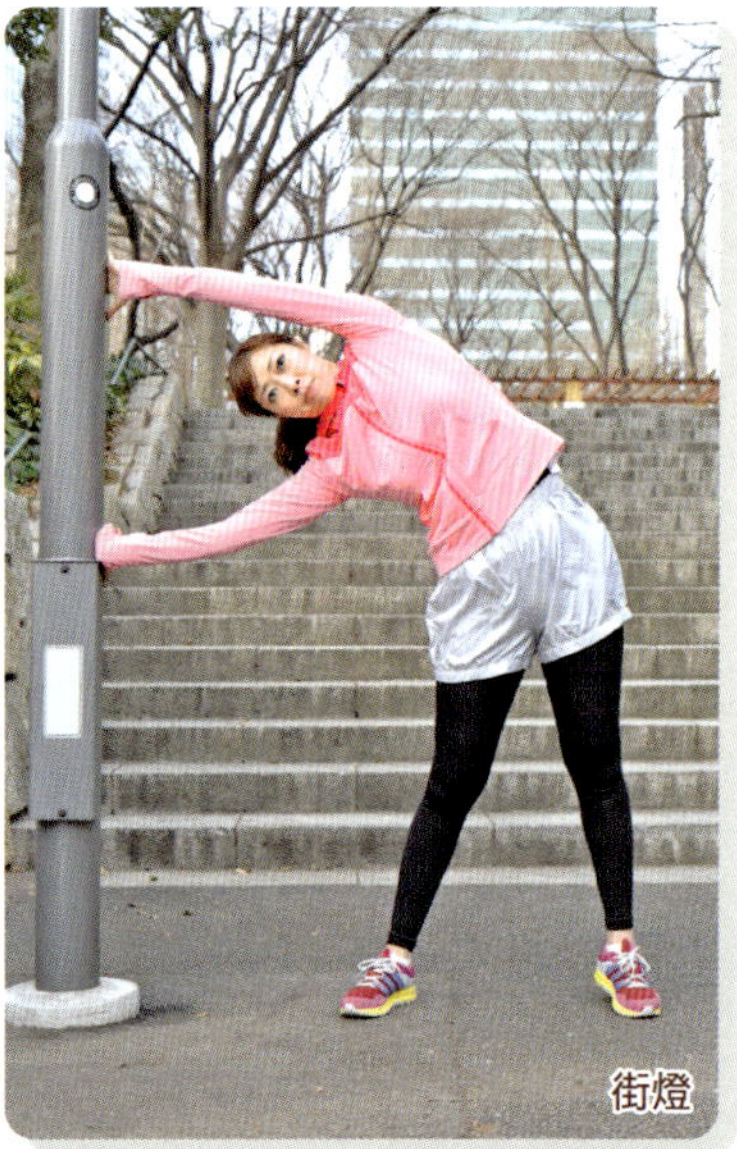

街燈

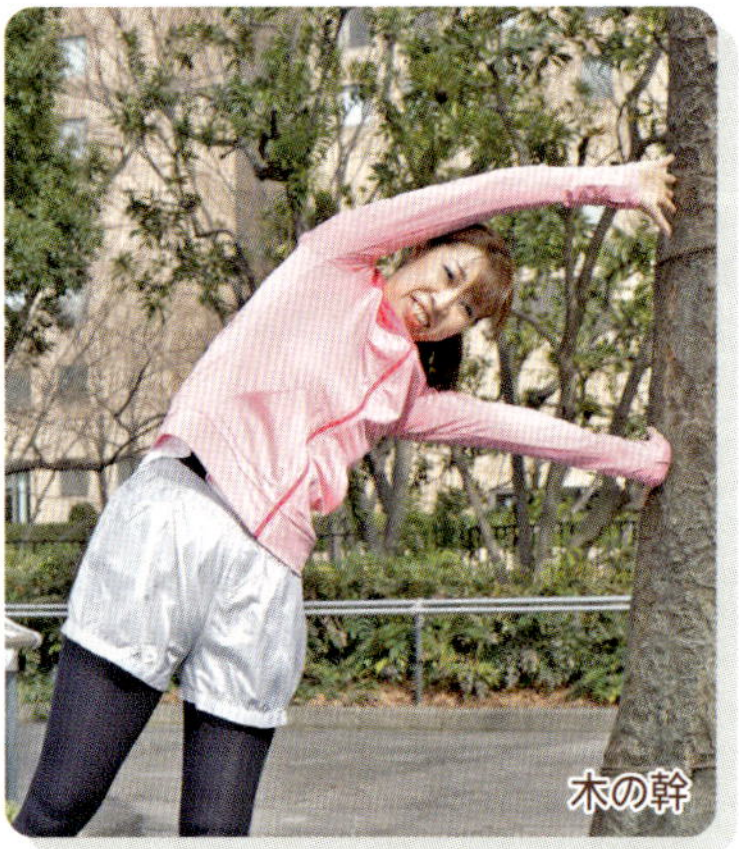

木の幹

両腕を頭上に上げて真横に上体を倒し、街燈や木の幹に両手をつきます。木や街燈が支えになってくれるので、十分に体側を伸ばすことができます。もちろん呼吸を止めてはいけませんが、公園は木々に囲まれているので、新呼吸をして、胸いっぱいに新鮮な空気を吸収しましょう。

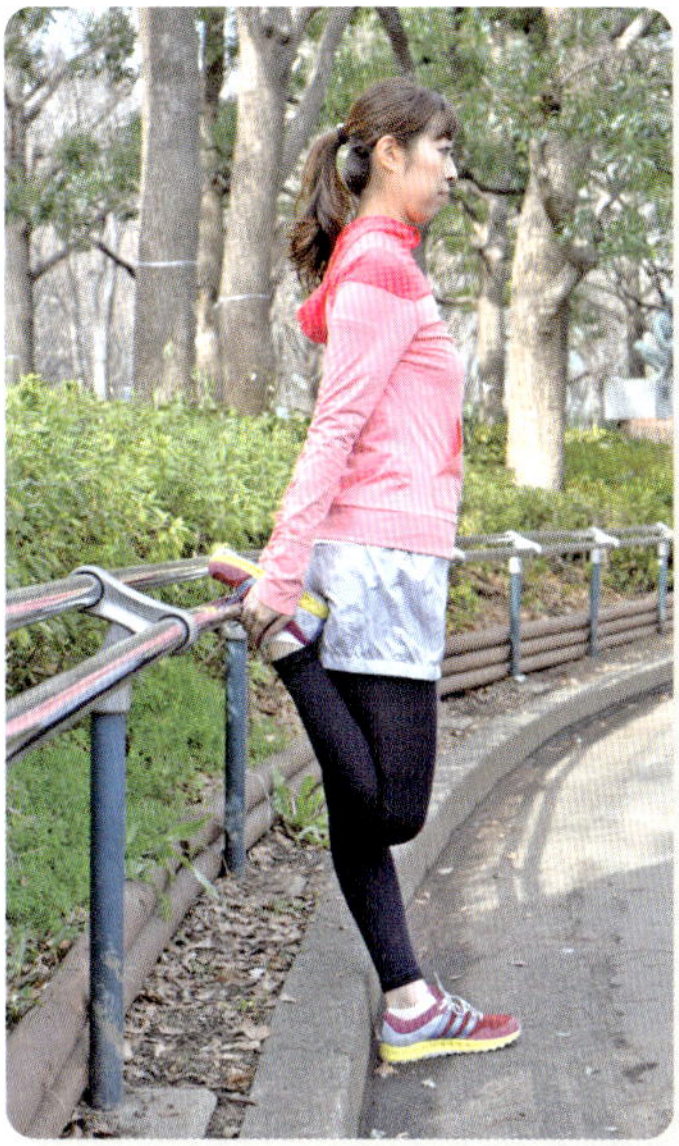

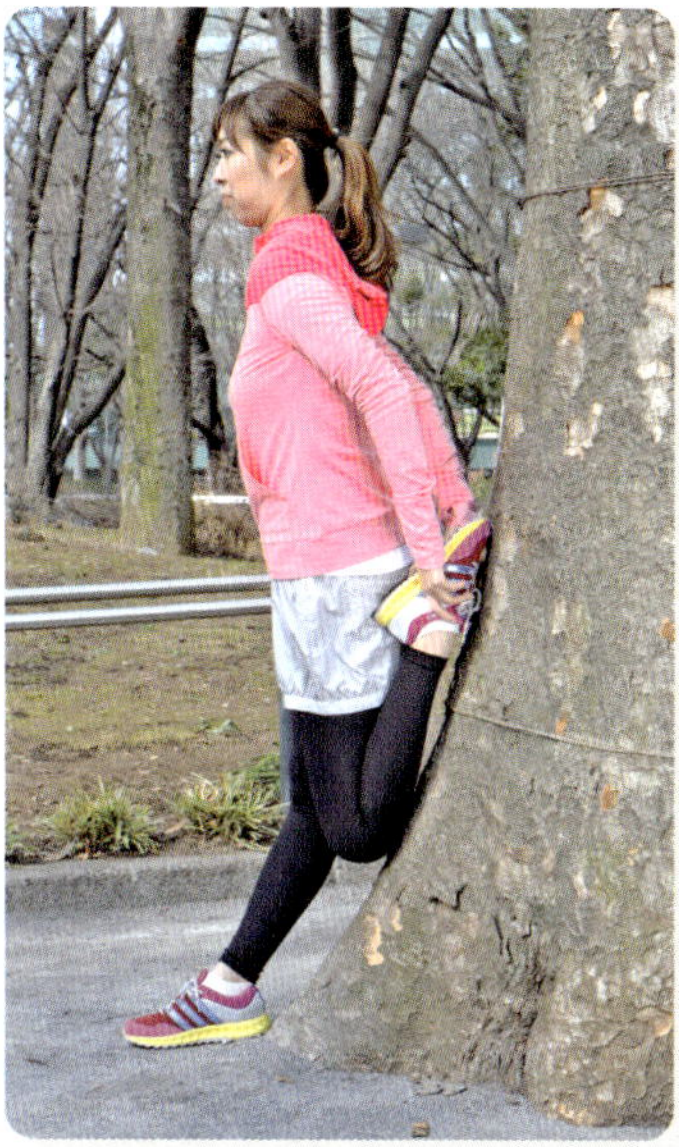

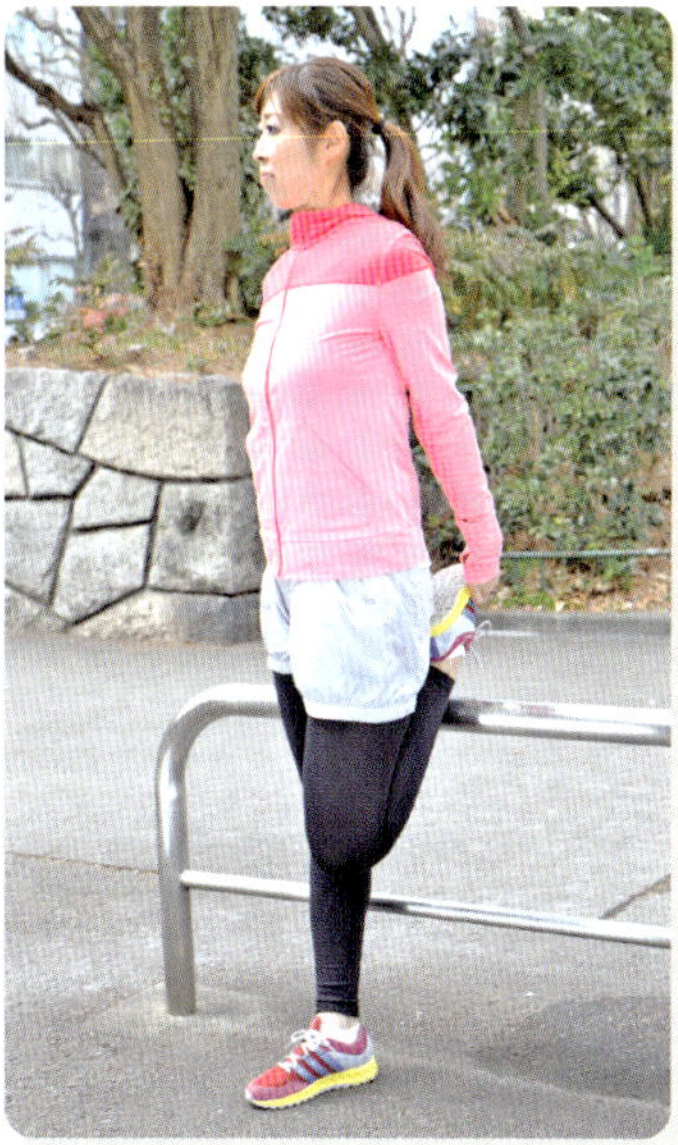

樹木や境界バーを使ったストレッチです。膝《ひざ》を曲げて、その脚先を樹木につけます（境界バーの場合はのせます）。膝《ひざ》を後ろに引くようにして、脚の太もも前面を伸ばします。
左右ともに実施します。

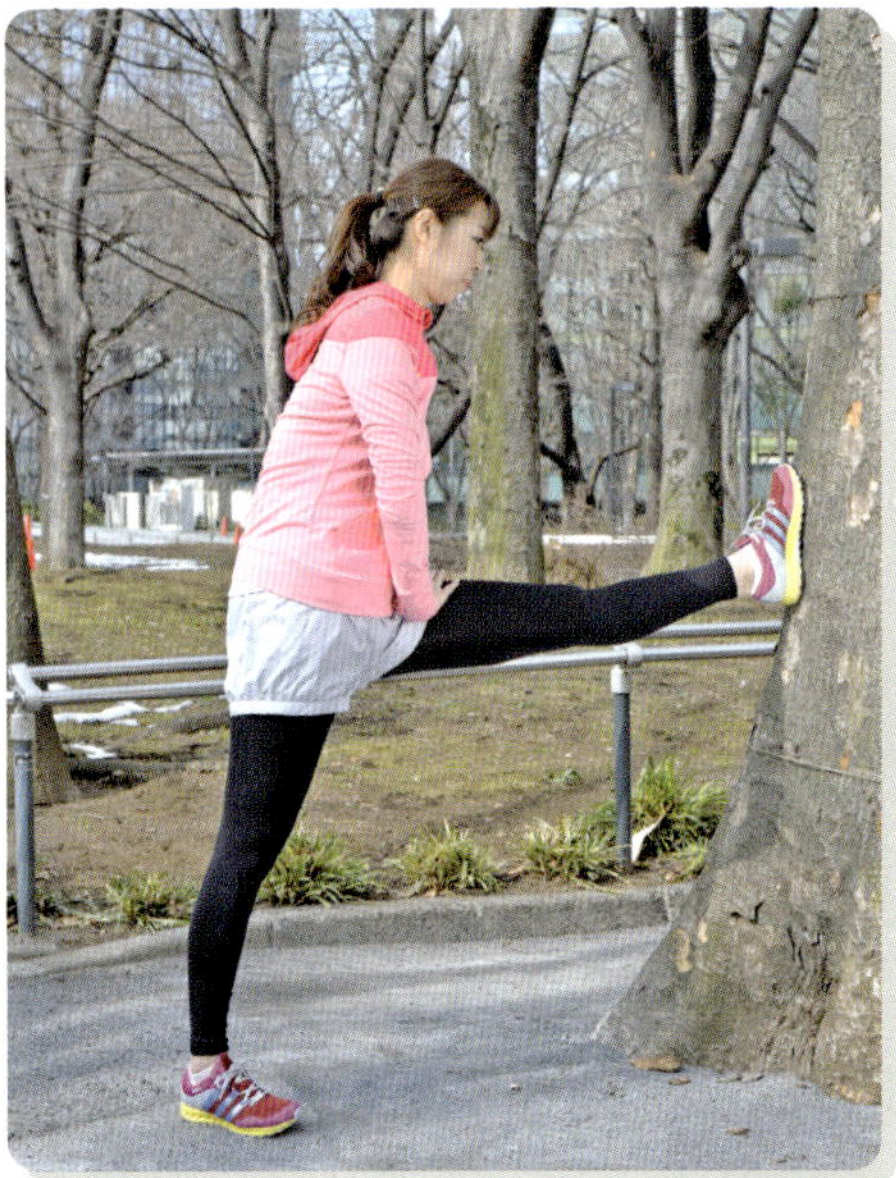

樹木や境界バーを使ったストレッチです。左脚をまっすぐに突きだして、幹に体重をあずけるようにします。左脚の太ももの裏とふくらはぎ、アキレス腱、右脚の太ももの前部が伸ばせます。

右の写真は、境界バーをつかったものです。同じようにストレッチをおこないます。左右ともに実施します。

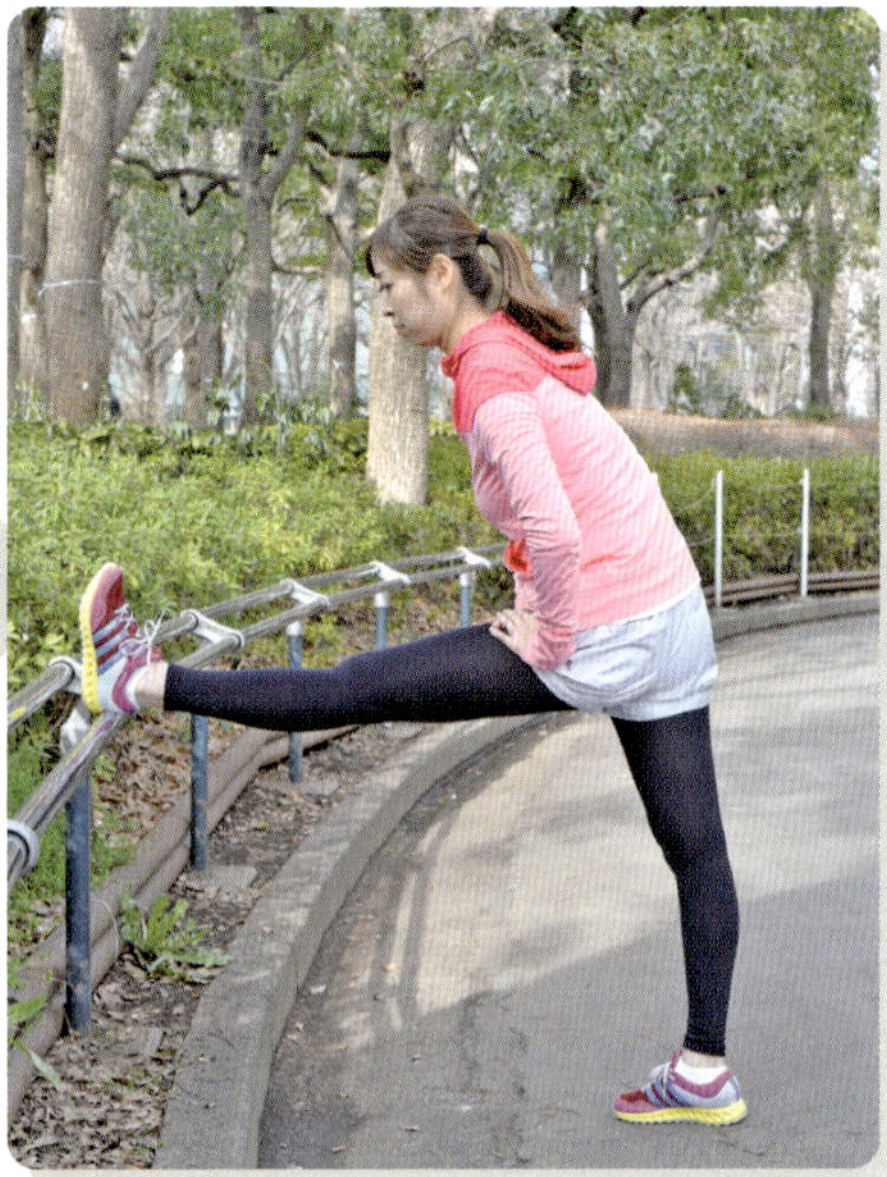

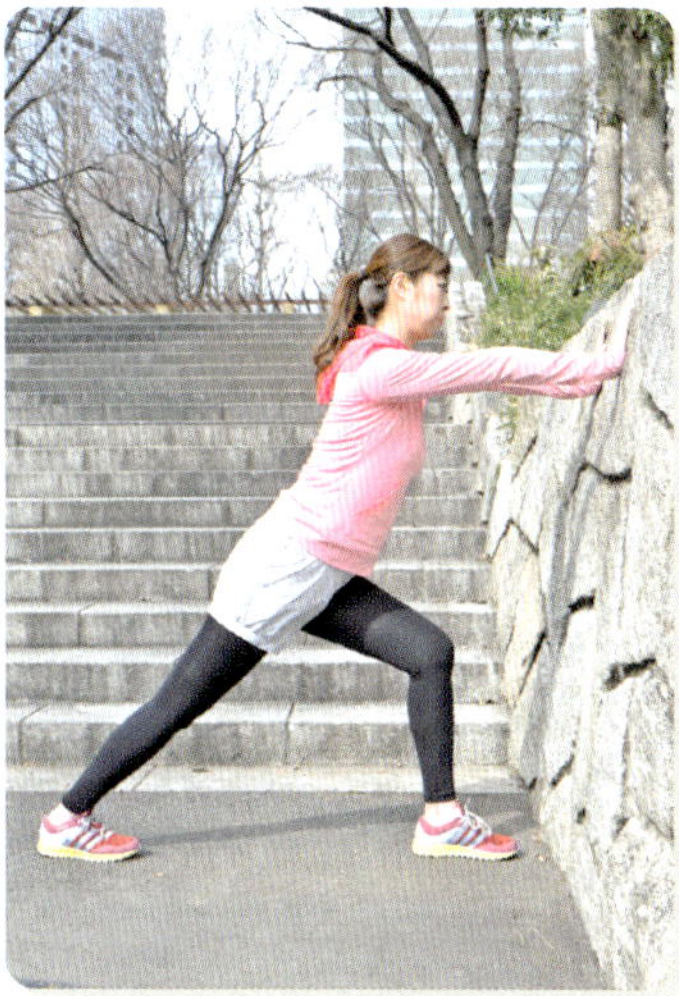

石垣に両手をついて、右脚を後ろに引きます。股《こ》関節《かんせつ》周辺と太もも前面の筋肉とふくらはぎを伸ばします。伸ばす脚は左右ともに実施します。

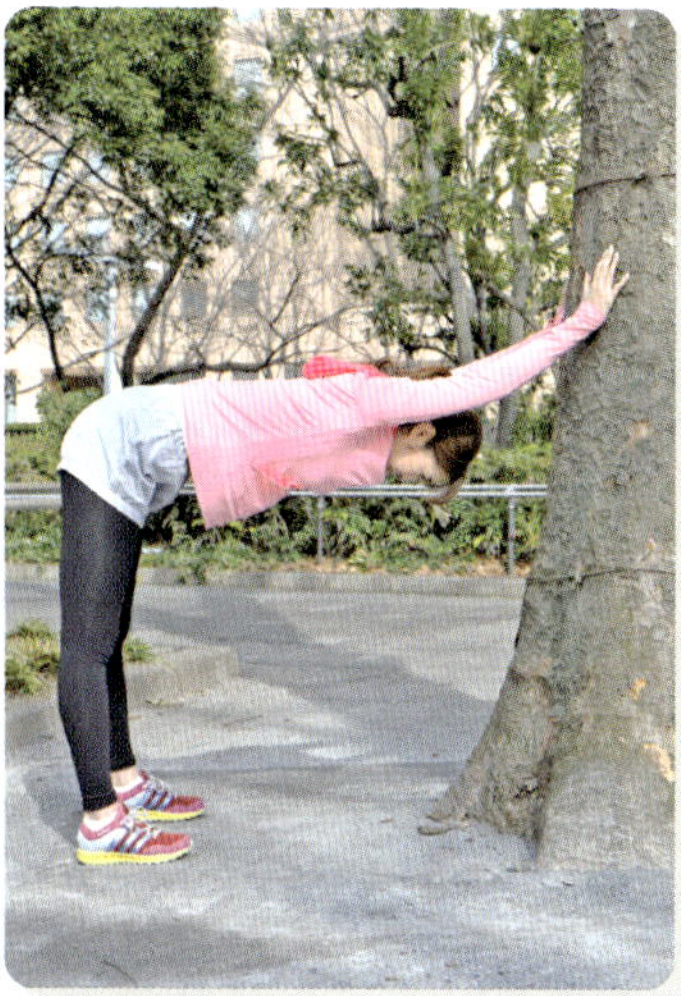

樹木の幹に両手をついて、ゆっくりと前かがみになります。このときに息はこらえずに、上体をリラックスしておこなうのがコツです。

手を幹について、その手のひらが離れないように（樹木につかまえられているようなイメージ）しながら、上体を樹木から遠ざけるようにします。顔を手と反対の方向にむけます。体側から腰が伸ばされます。

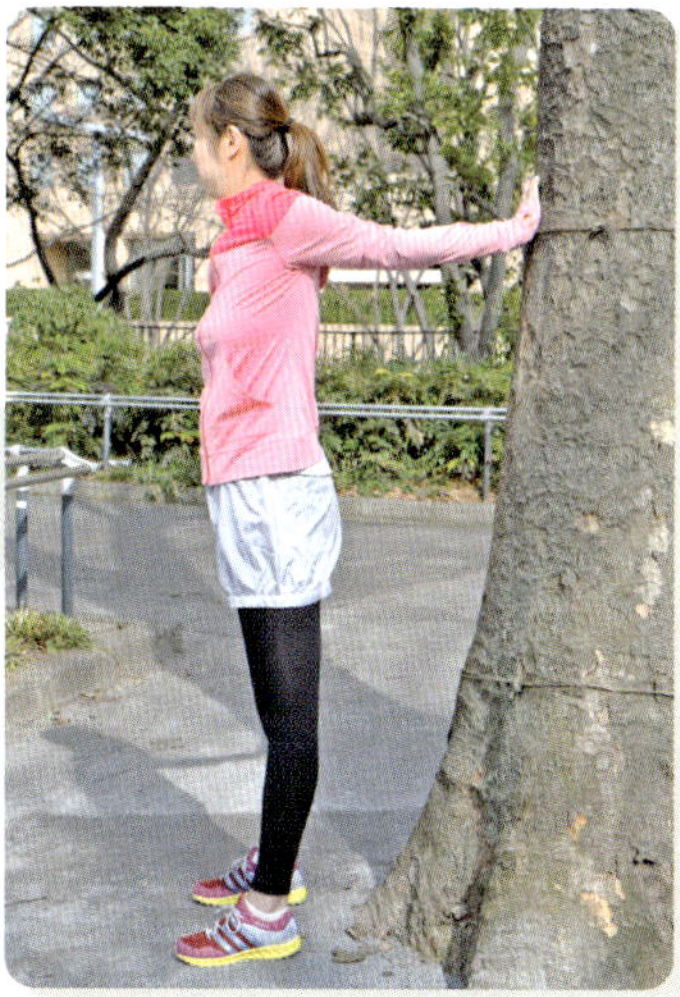

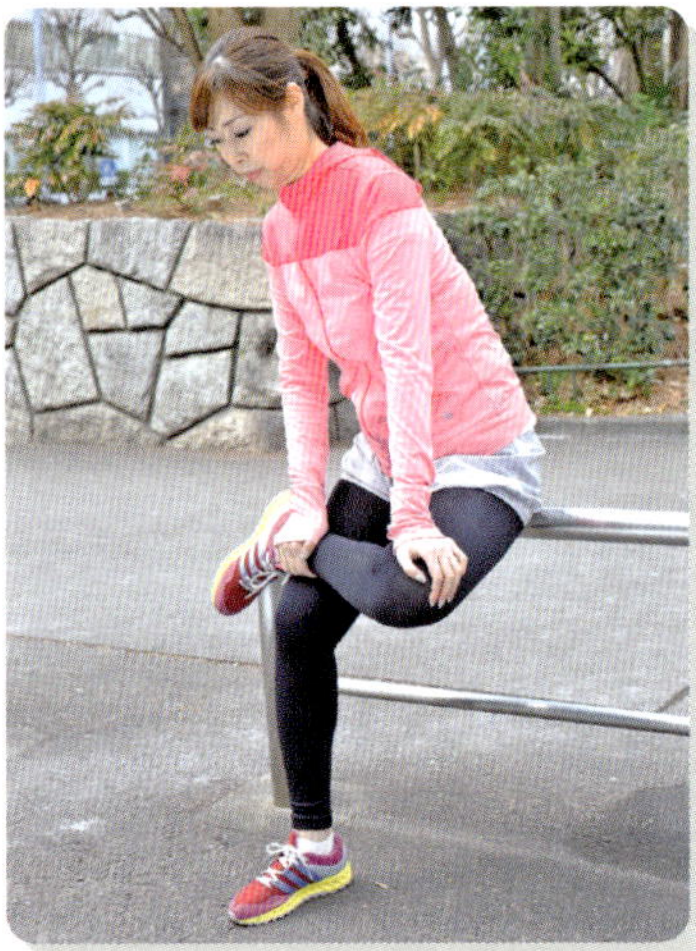

境界バーを使ったストレッチです。バーに腰をかけて右膝《ひざ》に左脚をのせて、両手をのせます。そのまま上体を倒して、背筋と腰、お尻を伸ばします。左右ともに実施します。

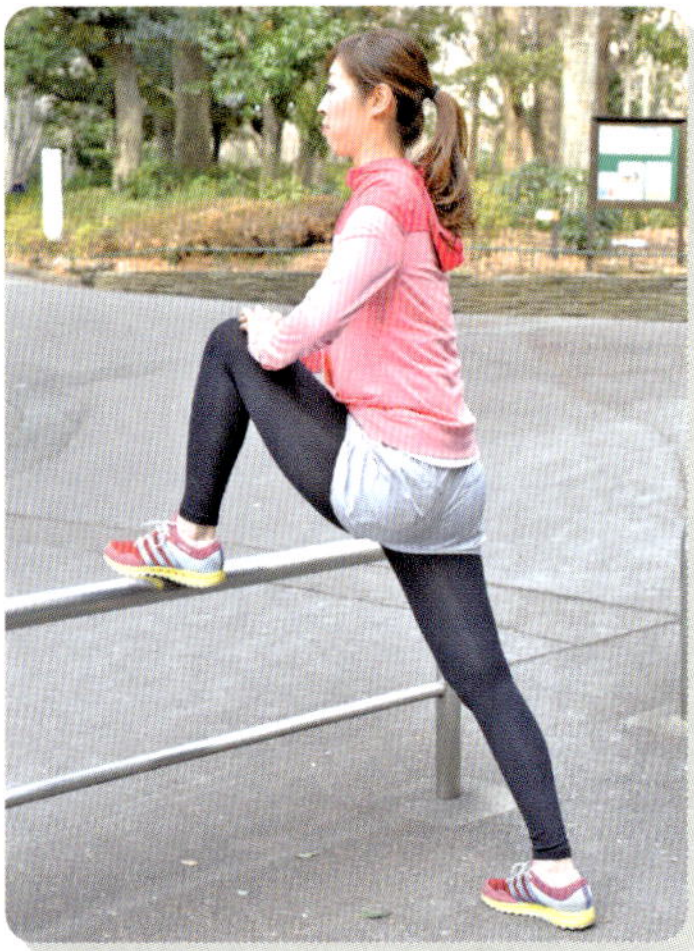

境界バーを使ったストレッチです。左脚をバーにのせて右脚を伸ばします。のせた脚に上体を倒して、両脚の太ももを伸ばします。左右ともに実施します。

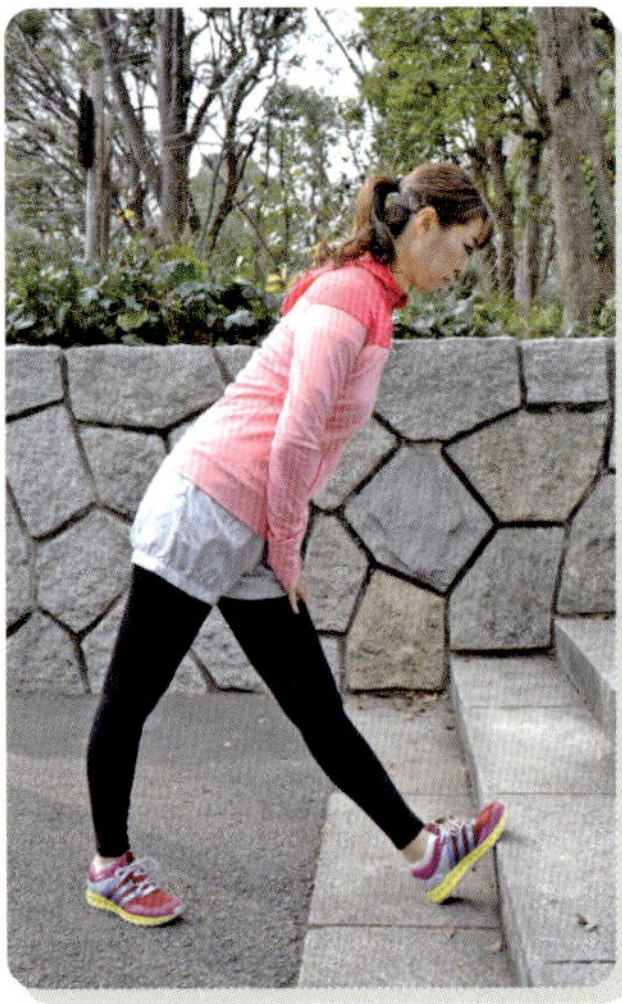

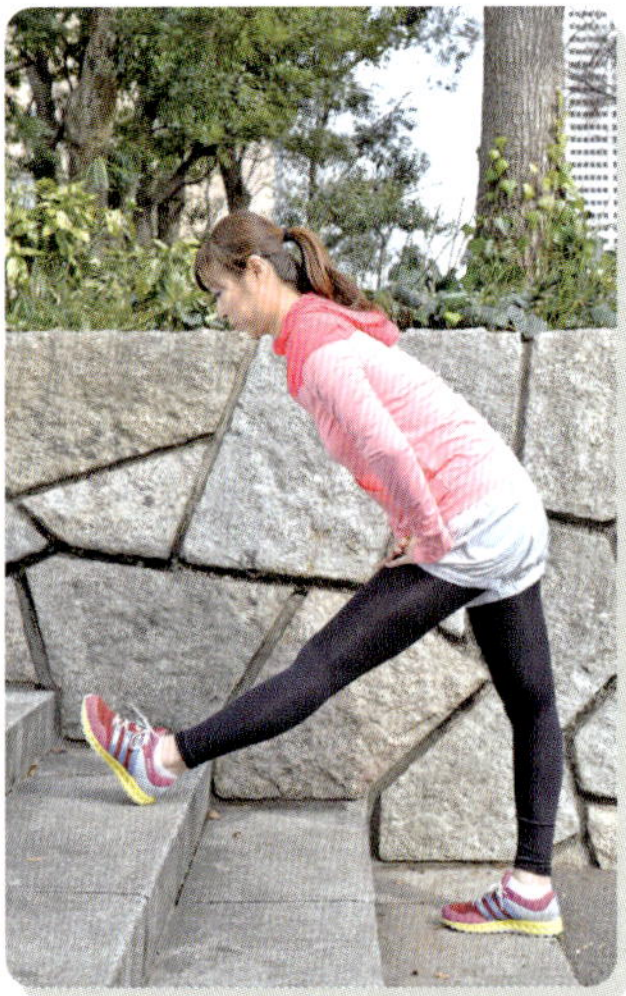

階段の段差を利用してアキレス腱のストレッチをします。片脚ずつ実施し、前方に伸ばした脚はつま先を上げて重心をかけます。

Part 4

健康になるためのヒント

健康度チェック

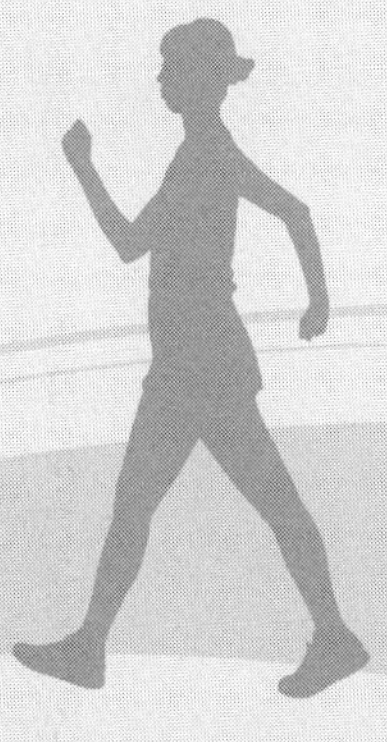

Walking&Stretch

healthy check

身体の健康チェック

もちろん歩くことは大切ですが、それよりもまず、自分で自身の身体の状態を知ることが大切です。5つの項目を細かくチェックしてみましょう。なお、自分の該当枠以外も、できたら目を通してみてください。さらに健康になるためのヒントが見つかるかもしれません。

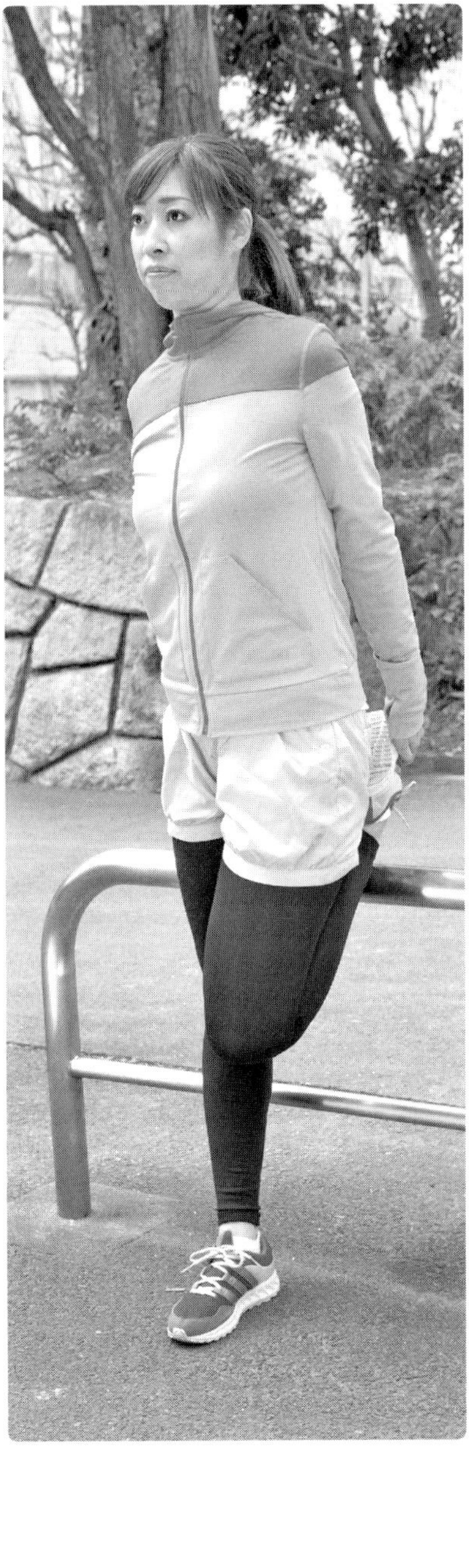

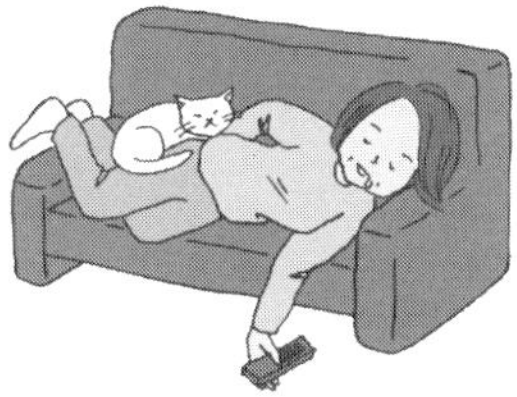

運動不足度チェック

1〜10までのチェック項目をみて、はい→2点、ときどき→1点、いいえ→0点、の点数を各問題の□に書き入れてください。その合計点数をもとに「運動不足度チェック」をおこなって、自己診断してみましょう。

はい…2点　ときどき…1点　いいえ…0点

1 つい「よっこいしょ」とかけ声をかけたり、「ふーっ」とため息をついてしまう。 □

2 エスカレーターに乗るとき、踏み出すタイミングがとれずに二の足を踏んでしまうことがある。 □

3 前日の疲れがなかなかとれない。 □

4 階段を上ると、息切れをしてしまう。 □

5 足がむくみやすい。 □

6 同年代の人と比べて、歩くスピードが遅い。 □

7 急いで歩いたり、坂道を上ったり下ったりすると、膝《ひざ》や腰が痛くなる。 □

8 たいした距離じゃないのに、車やバスに乗ってしまう。 □

9 肩が凝ったり、手足が冷えやすい。 □

10 休日は家でゴロゴロしていることが多い。 □

合計点数 □ 点

診断結果は次のページへ

運動不足度チェック自己診断

やや注意!

14点~9点

**運動不足に
気をつけましょう。**

運動を日常生活にとり入れている人の血管は、運動不足の人に比べて、約10歳は若いという研究結果がでています。かなり運動不足ぎみなので、昼休みに積極的な散歩をしたり、機会をつくって運動してください。若さの秘訣は、血管の若がえりにあります。

要注意!

20点~15点

**少しでもかまわないので、
軽運動を習慣づけましょう。**

運動不足は肥満と並ぶ成人病の原因のひとつです。あなたはかなりの運動不足なので、いきなりのハードな運動は無理ですし、逆効果です。まず、5階くらいは階段で上がるようにし、通勤時にはひと駅歩くように心がけます。小さなつみ重ねが大きな一歩を生むのです。

Perfect!

2点~0点

**パーフェクト。
この状態を維持しましょう。**

生活習慣にうまく運動をとり入れているようです。人間の身体は、うまく使うことによって維持され、機能が強化されていきます。さぼれば、当然衰えていきます。毎日の食事と同じように、運動も規則正しく行って、今のペースをキープし続けましょう。

Good!

8点~3点

**もう少し運動量を
増やしてみてはいかが?**

さらに効果のある運動を続けていきましょう。おすすめのメニューは、週2日の頻度で1回10分以上の継続でおこなうエアロビクス運動です。ウォーキングを選んだ場合、止まらずに歩くことが重要なので、信号のない遊歩道などを選びましょう。

健康度チェック

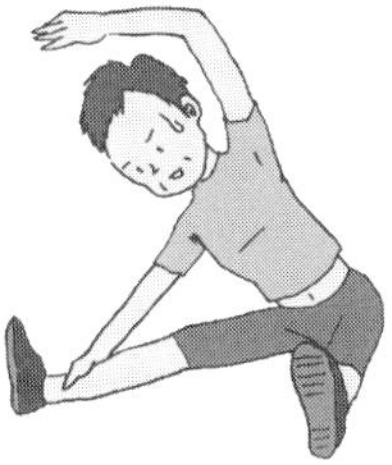

健康生活度チェック

1〜10までのチェック項目をみて、はい→2点、ときどき→1点、いいえ→0点、の点数を各問題の□に書き入れてください。その合計点数をもとに「健康生活度チェック」をおこなって、自己診断してみましょう。

はい…2点　ときどき…1点　いいえ…0点

1. いたって健康である。
2. 好き嫌いは少ない。
3. 習慣として、運動やストレッチを10分以上するようにしている。
4. タバコの吸い過ぎには、特に気をつけている。
5. 塩分はひかえるように、気をつけている。
6. 体型は標準を維持している。
7. 食欲旺盛で、いつもおいしく食べている。
8. 毎日の睡眠は、「6時間以上」を心がけている。
9. お酒は必ず「休肝日」をもうけ、飲むときも適量にしている。
10. 小さいことには、あまりこだわらないようにしている。

診断結果は次のページへ

合計点数　　　点

健康生活度チェック自己診断

healthy check

Good!

20点～18点

**健康に留意して
生活をしているようです。**

あなたは生活全般を通して、正しい習慣の積み重ねができています。健康的という点においては、申し分のない状態といえます。これからも、今の状態に安心することなく、さらによりよい健康生活に向かって努力をしていってください。

やや注意!

17点～12点

**もう少し健康に対して
意識レベルをあげましょう。**

生活習慣において、若干の見直しが必要なようですね。酒とタバコと睡眠、運動と食事と肥満など、ひとつひとつの問題は、別々の独立した問題ではなく、相互に関連しています。「ひとつぐらいなら平気」などと考えてはいけないのです。

要注意!

11点～6点

十分に注意しましょう。

生活習慣に問題があります。若いときにはそれほど問題にならなかった悪い影響も、年齢を重ねるとともに見えかくれし始めます。この診断チェックをいくつ守れているかは寿命にまで関係する重要なことです。今日からでも生活習慣の改善を始めましょう。

Bad

5点～0点

**健康に対して
生活改善が絶対必要です。**

あなたの生活習慣には大きな問題があるので、すぐに改善しましょう。生活習慣はよくも悪くも長い時間をかけてできるものです。焦らずにひとつひとつ改善してください。特に、運動や食事などの日々の生活改善からスタートすることをすすめます。

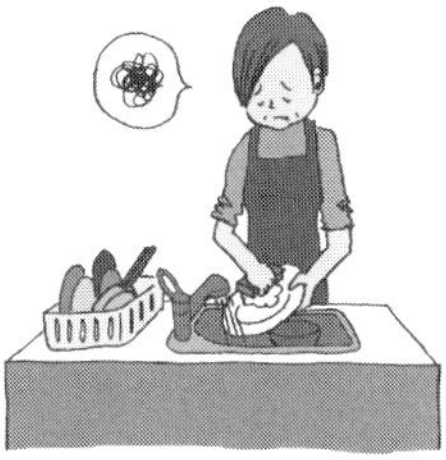

ストレス度チェック

1〜10までのチェック項目をみて、はい→2点、ときどき→1点、いいえ→0点、の点数を各問題の□に書き入れてください。その合計点数をもとに「ストレス度チェック」をおこなって、自己診断してみましょう。

はい…2点　ときどき…1点　いいえ…0点

1	外出するとき、「カギをかけ忘れたりしていないか、何か忘れ物をしていないか」など、不安になることがある。	□
2	自分の短所が気になって、最近、自身のことがイヤになることがある。	□
3	気がつくと、もの思いにふけっていることがある。	□
4	休みの日に、友だちと会うことがうっとうしくなることがある。	□
5	満たされているのにもかかわらず、自分の将来が不安になることがある。	□
6	さっきまで空腹感があったのに、食事がまずくて進まないことがある。	□
7	身体がだるい感じがして、仕事（勉強）に意欲がわかないことがある。	□
8	些細なことにイライラして、人に当たることがある。	□
9	原因がよくわからないのに、胃などの内臓が痛くなることがある。	□
10	その日の疲れが翌日にまで残り、なかなかとれないことがある。	□

合計点数 □ 点

診断結果は次のページへ

ストレス度チェック自己診断

healthy check

要注意!

15点～10点

ストレスがたまっています。

ストレスの蓄積は知らず知らずのうちに、身体に悪影響を及ぼします。たとえ5分でも休憩できる時間があったら、ストレッチなどをして気分転換をはかってみましょう。ストレスの発散ができて、きっと気分も爽やかリフレッシュできるはずです。

Bad

20点～16点

ストレスがかなりたまっています。

あなたは物事を深刻に考え過ぎ、悪いほうにばかりとらえてしまいがちです。いつも心に問題をかかえ込んでいたら、身体だけでなく精神もこわれてしまいます。ちょっとだけでもかまいませんから、まずは楽天的に考えてリラックスしていきましょう。

Good!

5点～0点

適度にストレスを発散できているようです。

あなたはストレスがたまらないように、日々、楽しく活発に生活できているようです。そのペースを維持しながら生活していけば、身体に悪影響がでてしまうようなこともないでしょう。

やや注意!

10点～6点

ややストレスがたまっています。

仕事などで、ある程度の緊張をすることは、能力を向上させてくれます。しかし、ストレスと緊張は違いますし、心と身体にとって何の利益にもなりません。趣味や余暇をうまく利用して、適度にストレスを発散させるようにしましょう。

健康度チェック

▶食習慣度チェック

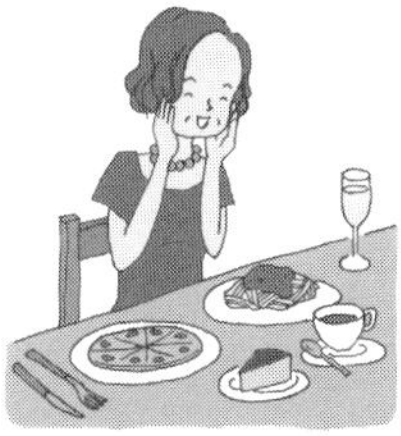

1～10までのチェック項目をみて、はい→2点、ときどき→1点、いいえ→0点、の点数を各問題の□に書き入れてください。その合計点数をもとに「食習慣度チェック」をおこなって、自己診断してみましょう。

はい…2点　ときどき…1点　いいえ…0点

❶ 毎日3食、しっかりと食べている。　□

❷ 一汁三菜を心がけて食べている。　□

❸ 外食でも薄味のものを食べるようにしている。　□

❹ 食べ過ぎないように、常に「腹八分目」におさえている。　□

❺ 油っこいものや甘いもののとり過ぎには注意している。　□

❻ 緑黄色野菜(ホウレン草やニンジン)をよく食べる。　□

❼ 毎日、牛乳を飲むようにしている。　□

❽ 夜食や間食をあまりしないようにしている。　□

❾ 肉や魚、卵、納豆などの大豆製品といった蛋白食品をよく食べている。　□

❿ 果物や淡色野菜(ダイコンやキャベツ)をよく食べる。　□

診断結果は次のページへ　　　合計点数　□点

食習慣度チェック自己診断

healthy check

Good!

20点～16点

ベストの状態のようです。

さらに食事に関する意識を高め、今の状態を維持していってください。そうすれば、健康づくりの基礎を養い、環境の変化に対応できる身体を築くことができるでしょう。もちろん、適度な運動の継続も忘れずに。

やや注意!

15点～11点

あまり気にせずとも、改善の余地はあるようです。

たいしたことのない偏りでも、"ちりも積もれば山となる"というように、いずれは身体にとって悪影響を及ぼすこともあります。もう少し未来を見据えて、積極的に弱点を克服していきましょう。

要注意!

10点～6点

食生活がやや問題です。

幼少期から栄養の偏りが続くと、いずれは身体のどこかに悪い兆候が現れます。しっかりと食事をして、しっかりと身体を動かすことが、身体づくりの基本です。偏食や少食にならないように、もっと積極的に食習慣を充実させましょう。

Bad

5点～0点

食生活が赤信号です。

栄養の偏りは身体の余裕力を低下させて、あなたの魅力も半減してしまいます。好き嫌いがあっても調理法をちょっと工夫するだけで、おいしく食べられるようになります。食べられる幸せをもっと実感できるように、偏りはなくしましょう。

健康度チェック

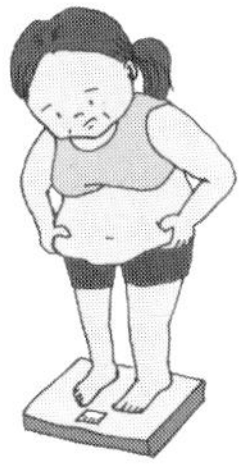

▶肥満度チェック

1～10までのチェック項目をみて、はい→2点、ときどき→1点、いいえ0点、の点数を各問題の□に書き入れてください。その合計点数をもとに「肥満度チェック」をおこなって、自己診断をしてみましょう。

はい…2点　ときどき…1点　いいえ…0点

❶ 座って足が組めない。

❷ 直立姿勢から頭を動かさずに足もとを見たとき、つま先が見えない。

❸ 駅の階段を上り下りするのが辛く、上りのときに息切れをしてしまう。

❹ 前かがみ（靴のひもを結ぶときなど）になると苦しい。

❺ ウエストラインにメリハリがなくなり、スカートやズボンが落ちやすくなった。

❻ 身体が重たく感じて、膝(ひざ)がきしむようになった。

❼ 暑がりである。

❽ あごの下がたるんで、いわゆる二重あごになっている。

❾ またずれができてしまう。

❿ 身体を動かすのがおっくうである。

診断結果は次のページへ　　　　　合計点数 ◯ 点

肥満度チェック自己診断

Bad

20点～15点

肥満タイプ。運動を中心とした生活習慣の改善が必要。

肥満とは単に太っていることではありません。脂肪過多の状態を指し、肥満は万病のもといわれるほど様々な疾病の原因となります。肥満へのプロセスと食べ過ぎにはあまり因果関係はなく、むしろ生活全般の長い間の歪みが原因となります。

要注意!

14点～9点

肥満傾向です。日常生活において、もっと積極的に身体を動かしましょう。

これまでの生活習慣の歪みが体型に出てきました。まずは食生活（朝食をぬいたり間食は避け、3食を決めた時刻にしっかり食べる）と運動習慣（エレベーターより階段を使い、2km以内なら歩く）から見直し、積極的に実行していきましょう。

やや注意!

8点～3点

やや肥満傾向。運動不足かもしれません。

少しの努力で肥満の域から脱却できるポジションにいますが、安易な気持ちで油断しているとたいへんなことになります。週に2日以上は何か運動を実施しましょう。ただし、息切れするような激しい運動は逆効果で、こういう人こそウォーキングが効果的です。

Good!

2点～0点

心配はありませんが、油断禁物です。

今の段階では、標準といえる状態です。ただし、見ためはとてもスリムな体型をしているのに、内臓に脂肪がついている人がたくさんいます。今の状況に満足することなく、日々の食事や運動に十分に注意していきましょう。

Column

趣味を生かしたウォーキングで健康度アップ

単調と思われがちなウォーキングも、自分の趣味と関連づけておこなうことができたら、苦にならずに、楽しみながら続けることができます。趣味のウォーキングといっても、正しい姿勢のウォーキングはもちろん、Part2で紹介しました体幹を生かしたウォーキングを意識して歩くようにしましょう。

常に仕事のストレスから解放されたいという欲求を感じている人でしたら、自然が生きている広い公園や広大な野山の中を歩いたり、森林浴などがよいでしょう。また、仲間とのコミュニケーションをとりたいという欲求が強い人は、ピクニックや街角発見ウォーキングなどがよいでしょう。

森林浴や野山をウォーキング

緑の多い野山や森の中は酸素も多く、フィトンチッド(森林の香り)など身体をリフレッシュしてくれるさまざまな空気に満ちあふれています。そんな清浄な空気を体内に取り込みながら歩くことは、身体にとってとてもよいことです。体幹を意識しながら、古藤式のコアストレッチウォーキングで歩いてみましょう。

また、周りが開けているところでは、片腕回しや両腕回しウォーキングで身体に少し負荷をかけたウォーキングもしてみましょう。

街角発見ウォーキング

毎日続けるウォーキングが単調にならないようにするには、ちょっとした遊び心をもって歩いてみると楽しくなります。いつも歩くコースの中で、写真でスナップしたいと思ったものを心のままに撮りながら歩いてみることです。いつも歩いている街角の四季折々の風景や気にいった建物、咲いている花、変わった雲など、あなたの好きなテーマを見つけてウォーキングを続けると、ますます歩くことが楽しくなってきます。

healthy check

足の健康度チェック

足が健康でなければしっかり歩くことができません。

あなたの足と靴の相性はどうでしょう？　自分の靴のすり減り具合や変形の度合いを見ることで、客観的に自分の歩き方の特徴を知ることができます。また、足全体の変形や皮膚の状態で、足の健康度を知ることもできます。また、足のかかとが痛い、足首やふくらはぎが疲れやすい、足の母指（親指）や小指側が痛いなどといった症状からあなたの靴の適合性や健康度、歩き方の特徴を知ることができます。

「足の症状チェックポイント18」は、私の研究所で作成した足の健康度を知るためのチェックシートです。「左足」「右足」の欄の当てはまるところに○を入れて、あなたの足の健康度チェックをしてください。原因と対策は112～115ページにあります。

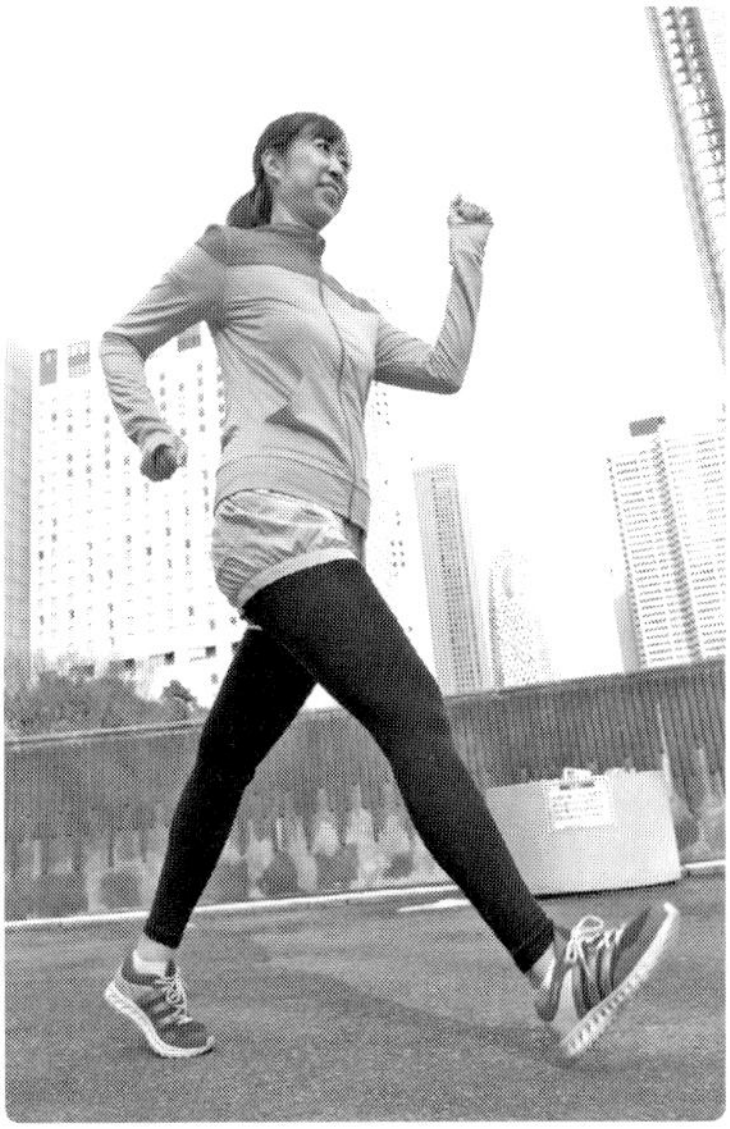

足の症状チェックポイント18

1 母指(親指)が 小指側に曲がっている 右足 左足	2 小指が 親指側に曲がっている 右足 左足	3 指が「へ」の字型に 曲がっている 右足 左足
4 つめが「コ」の字型に 曲がって 指に入りこんでいる 右足 左足	5 親指が痛む 右足 左足	6 小指が痛む 右足 左足
7 かかとが痛む 右足 左足	8 土ふまずが痛む 右足 左足	9 甲が痛む 右足 左足
10 かかとの裏に、 まめやタコができやすい 右足 左足	11 母指(親指)の裏側に、 まめやタコができやすい 右足 左足	12 小指の裏に、 まめやタコができやすい 右足 左足
13 その他の部位に、 まめやタコができやすい 右足 左足	14 土ふまずがない 右足 左足	15 すねの筋肉が 疲れやすい(痛む) 右足 左足
16 ふくらはぎが 疲れやすい(痛む) 右足 左足	17 足首が 疲れやすい(痛む) 右足 左足	18 膝《ひざ》が 疲れやすい(痛む) 右足 左足

チェックが終わったらP112〜P115を見てください。

資料:古藤研究所

healthy check

足の症状チェック

原因と対策

	原因	対策
1	外《がい》反《はん》母《ぼ》趾《し》の可能性があります。	先が尖っていて母指を圧迫する靴はできるだけ避け、足の指が自由になる履き物を選びましょう。
2	靴のサイズ(足幅)が小さすぎると考えられます。	指の周りに余裕のある靴を選びましょう。
3	靴のサイズ(足長)が小さすぎるか、靴の中でしっかり保持されていなくて前方にすべってしまい、つま先のせまいところに指が押し込められている状態が考えられます。	靴のサイズを合わせ、つま先に余裕のある靴を選びましょう。
4	靴のサイズが小さすぎるか、指先が上から圧迫を受けていることが考えられます。	指を横に広げることができる余裕のある靴を選ぶとともに、指先が上からの圧迫を受ける靴は避けましょう。

5

原因　靴が大きすぎていつも力が入っているか、小さすぎて圧迫されています。また、着地時に足が外側に傾いていることが考えられます。

対策　靴のサイズを合わせるとともに、足を平らに着地するように心がけましょう。

6

原因　靴が大きすぎていつも力が入っているか、小さすぎて圧迫されています。また、着地時に足が内側に傾いていることが考えられます。

対策　靴のサイズを合わせるとともに、足を平らに着地するように心がけましょう。

7

原因　接地時にかかとに強い衝撃が加わっていると思われます。

対策　足の裏全体に接地するように心がけ、できるだけかかとの部分の衝撃吸収に優れた靴を選ぶようにしましょう。

8

原因　靴が大きすぎていつも力が入っているか、小さすぎて圧迫されている、または靴底が硬すぎて母指（親指）のつけ根の部分が十分に曲がっていないことが考えられます。

対策　靴のサイズを合わせるとともに、靴が母指（親指）のつけ根の部分で十分に曲がるものを選びましょう。

9

原因　靴が小さすぎて圧迫されているか、また靴が重すぎて疲労がたまっていることが考えられます。

対策　靴のサイズを合わせるとともに、重すぎない靴を選ぶようにしましょう。

healthy check

足の症状チェック

原因と対策

10

原因
靴のサイズが大きすぎてズレをおこしているか、着地時にかかとへの衝撃が大きくなっていることが考えられます。

対策
かかとの部分をしっかり固定できるような靴を選ぶか、かかとへの衝撃を和らげる工夫をした靴を選びましょう。

11

原因
靴のサイズが大きすぎてズレをおこしているか、着地時に足先から接地していると考えられます。

対策
靴のサイズを合わせるとともに、着地時にはかかとからなめらかに着地するように心がけましょう。

12

原因
靴のサイズが大きすぎてズレをおこしているか、着地時に足が内側に傾きすぎている可能性があります。

対策
靴のサイズを合わせるとともに、できるだけ足を平らに着地することを心がけましょう。

13

原因
靴のサイズが合っていないか、材質が硬すぎる可能性があります。

対策
靴の材質があまり硬すぎないものを選び、靴が母指（親指）のつけ根の部分で十分に曲がるものを選びましょう。

14
対策　原因

普段からスニーカー、サンダルなど、足の指が自由に広がるような履き物をはいたり、歩く、走るといった機会をふやしましょう。

偏平足が考えられます。

15
対策　原因

靴が重すぎるか、極端に軽すぎる、または他の部分の痛みなどが原因で力が入り、疲労がたまっていることが考えられます。

重すぎない靴を選ぶとともに、他の部位に痛みがあれば原因を調べて軽減するようにしましょう。

16
対策　原因

着地時に足先から先に着地しているか、他の部位の痛みなどが原因で力が入り、疲労がたまっていることが考えられます。

着地時にはかかとからなめらかに着地するように心がけるとともに、他の部位に痛みがあれば原因を調べて軽減するようにしましょう。

17
対策　原因

着地時に衝撃を強く受けていたり、横方向へのバランスが悪いなどで力が入り、疲労がたまっていることが考えられます。

着地時の衝撃吸収を十分にするように対処したり、左右への安定性がとりやすい靴を選びましょう。

18
対策　原因

着地時に衝撃を強く受けていたり、横方向へのバランスが悪いなどで力が入り、疲労がたまっていることが考えられます。

着地時の衝撃吸収を十分にするように対処したり、左右への安定性がとりやすい靴を選びましょう。

Column

ウォーキングシューズのチェック・ポイント

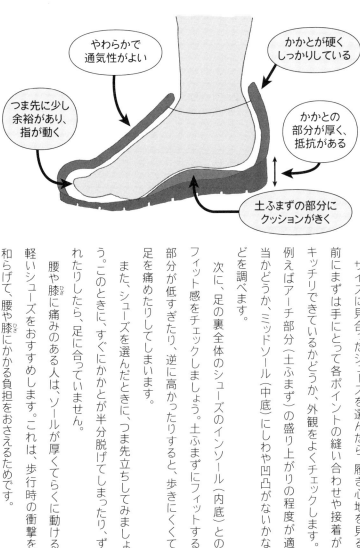

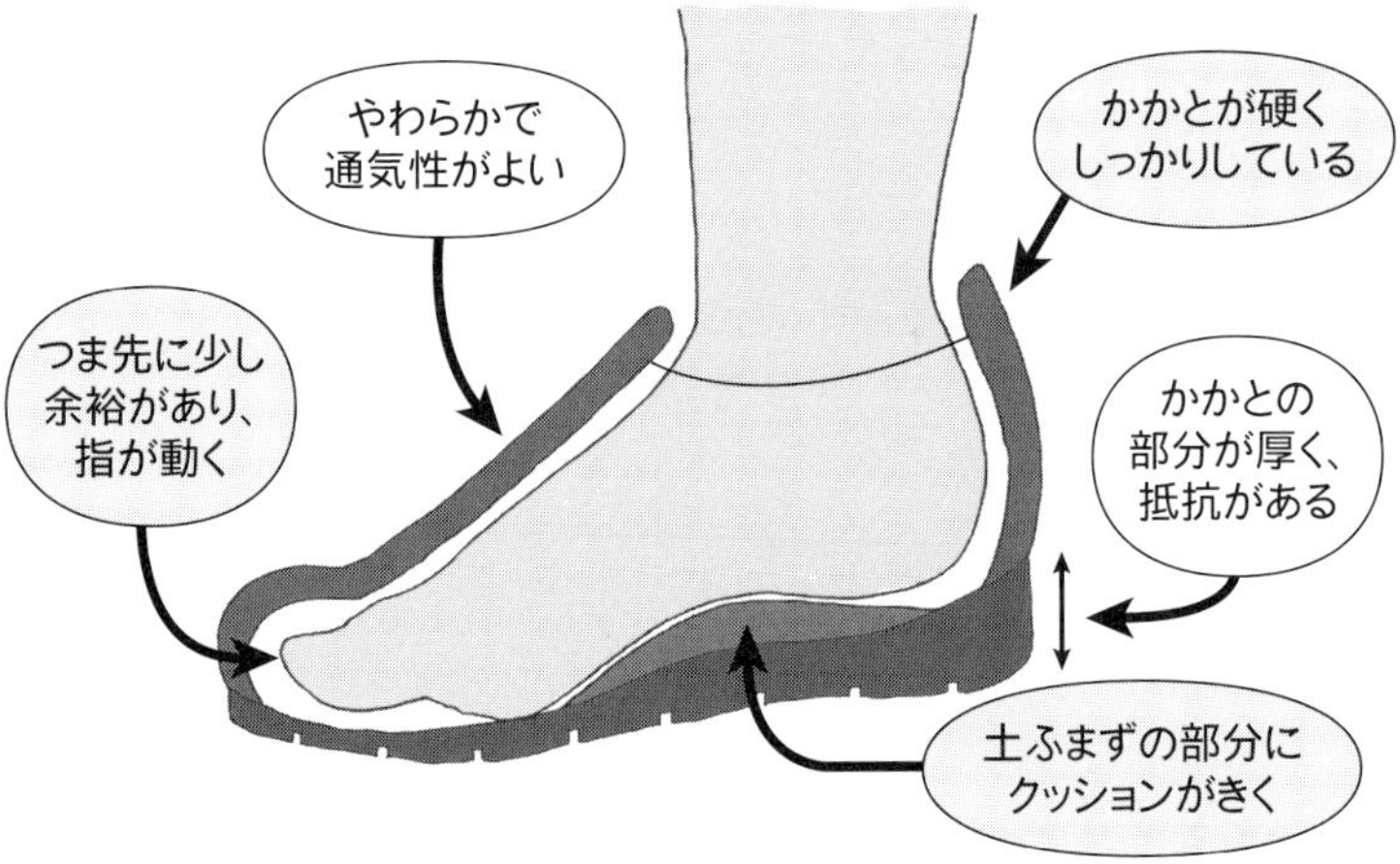
やわらかで
通気性がよい
かかとが硬く
しっかりしている
つま先に少し
余裕があり、
指が動く
かかとの
部分が厚く、
抵抗がある
土ふまずの部分に
クッションがきく

サイズに見合ったシューズを選んだら、履き心地を見る前にまずは手にとって各ポイントの縫い合わせや接着がキッチリできているかどうか、外観をよくチェックします。例えばアーチ部分（土ふまず）の盛り上がりの程度が適当かどうか、ミッドソール（中底）にしわや凹凸がないかなどを調べます。

次に、足の裏全体のシューズのインソール（内底）とのフィット感をチェックしましょう。土ふまずにフィットする部分が低すぎたり、逆に高かったりすると、歩きにくくて足を痛めたりしてしまいます。

また、シューズを選んだときに、つま先立ちしてみましょう。このときに、すぐにかかとが半分脱げてしまったり、ずれたりしたら、足に合っていません。

腰や膝《ひざ》に痛みのある人は、ソールが厚くてらくに動ける軽いシューズをおすすめします。これは、歩行時の衝撃を和らげて、腰や膝《ひざ》にかかる負担をおさえるためです。

Part 5

体質改善ウォーキングプログラム

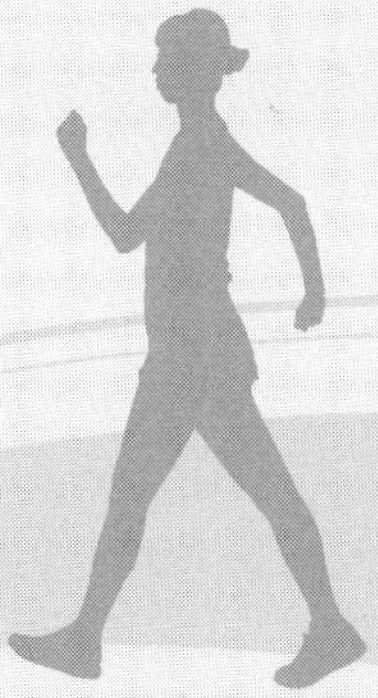

Walking&Stretch

walking program

高血圧の人のウォーキングプログラム

●高血圧と運動

高血圧と診断されていてもほとんど普通の人と同じ生活ができる人ならば、適度な運動が必要です。運動をすると血圧が上がって、危険だと思っている人もいますが、強度をしっかりと守った適度な運動は効果的に血圧を下げ、血圧を安定させるということから、ウォーキングは高血圧症の運動療法としてはおすすめです。

●高血圧症ウォーキング法

最高血圧の高い人は、歩き始めに起こる血圧の急上昇を防ぐために、最初の4〜5分はゆっくりと準備体操などから始めます。そして、5〜10分ぐらいはゆっくりウォーキングを開始し、距離は1㎞ぐらいからしだいに長くしていきます。

最低血圧の高い人は、普通歩きよりゆっくりと歩き、長時間かけて徐々に体温を上げていくようにします。まずは、20分を目安にしましょう。

高血圧症といわれている人の運動のコツは、「ゆっくりと、一定のペースで歩き

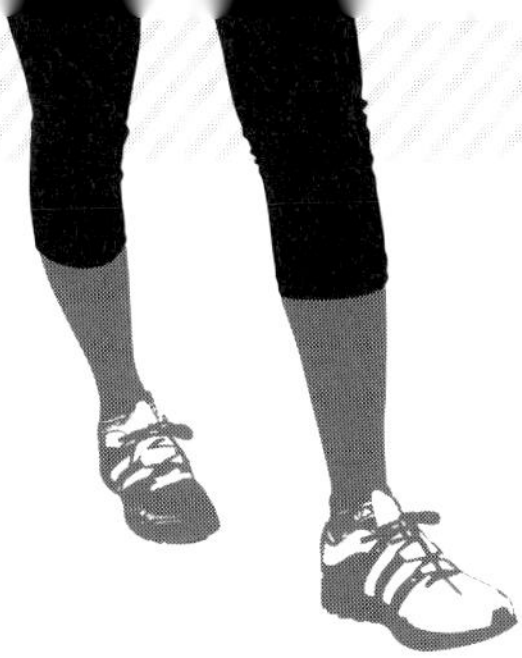

walking program

高血圧の人のウォーキングプログラム

歩き方	ゆっくり歩き ↘ 古藤式 コアストレッチウォーキング ↗ ゆっくり歩き
強　度	30%→40%→50%→40%→30%
時　間	全体で30分〜40分
タイミング	早朝・食後・気温の高い日など
頻　度	週3回以上

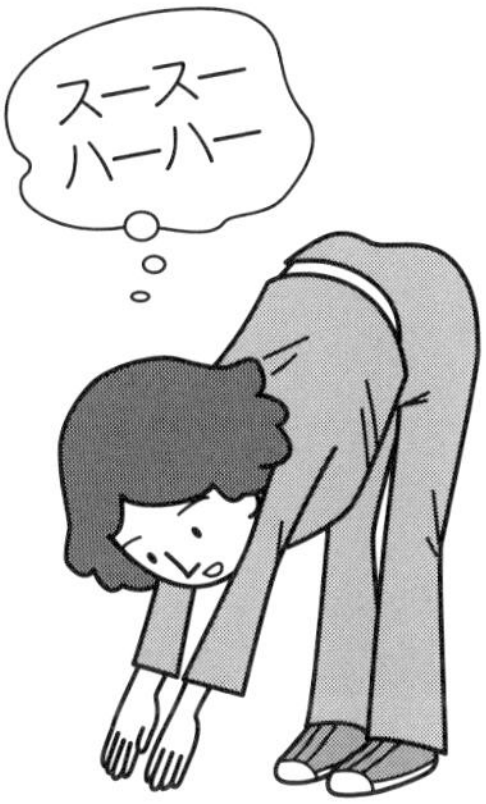

続ける」ことです。

●効果を上げるには…

特に、以下のことに気をつけてウォーキングをすると効果が上がります。

○ウォーキング前やウォーキング中には、こまめに水分を補給するようにしましょう。

○末端の小さい筋肉だけを使って運動すると、血液の循環が滞り、血圧が上がってしまうので、初めはできるだけ平坦な場所を歩くようにします。

○高血圧には気温の変化に注意する必要があるので、極端に暑いときや寒すぎるときは休むようにします。

○古藤式コアストレッチ運動は全身運動なので、なるべく多く取り入れる。

○ウォーキング後は呼吸をしながらのストレッチで、血流がさらによくなります。

walking program

高脂血症 予防ウォーキングプログラム

高脂血症とは、血液中の中性脂肪やコレステロールが増加した状態で、動脈硬化から脳梗塞や心筋梗塞の危険性が高まります。ウォーキングをおこなうことで、

①悪玉コレステロール（ＬＤＬ）を低下させ、善玉コレステロール（ＨＤＬ）を増加させる。

②食後の運動は、コレステロールの吸収を抑制する。

③食事療法との併用で、その効果は大きくなる。

など、高脂血症の予防に最適です。

高脂血症予防ウォーキングプログラム

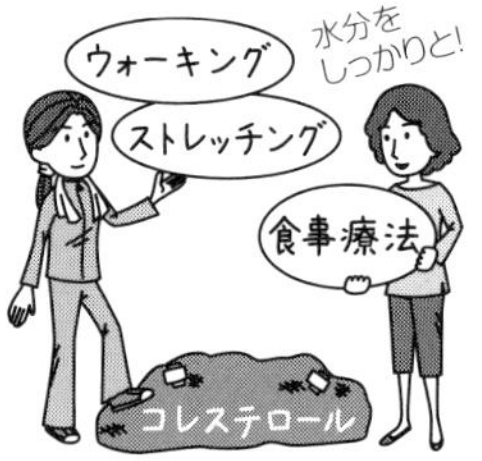

歩き方	古藤式 コアストレッチウォーキング
強　度	50%〜60%
時　間	20分以上
タイミング	食後2時間後
頻　度	週3回以上

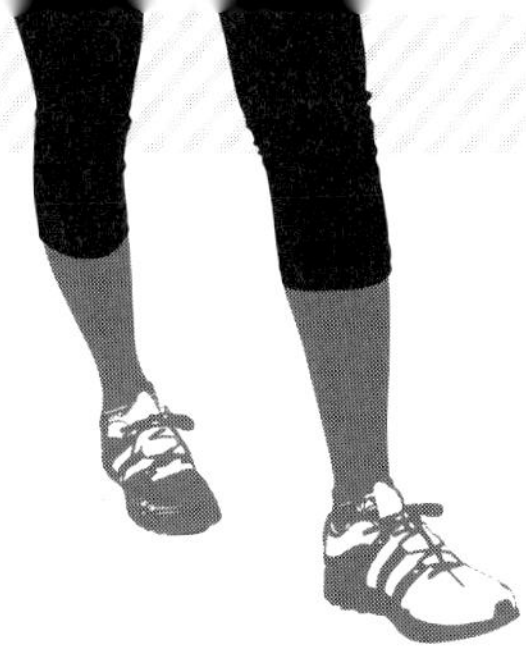

walking program

糖尿病の人のウォーキングプログラム

糖尿病の人のウォーキングプログラム

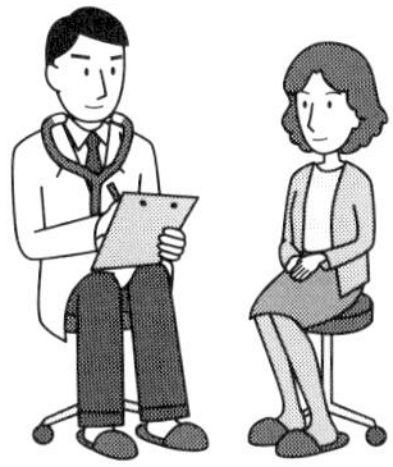

歩き方	古藤式　コアストレッチウォーキング
強　度	40%～60%
時　間	30分以上（必ず15分以上は継続する）
タイミング	食後1～2時間後（医師の指導を優先する）
頻　度	毎日

糖尿病はほおっておくと確実に進行し、全身の動脈硬化を起こすので、脳卒中や虚血性心疾患の危険性が大きくなります。さらに、眼や腎臓、神経にも障害をきたします。

糖尿病の治療において、ウォーキングは食事療法とならんで重要な位置を占めています。ウォーキングを実施するタイミング、強さ、頻度が大変重要です。

やり方を間違えると逆に血糖値を高めてしまうこともあるので、必ず医師の指導を優先してください。

walking program

やせるためのウォーキングプログラム

●エネルギー消費のパターン

エネルギーの使われ方には、大きく分けて2つのパターンがあります。第一のパターンは、糖質がおもなエネルギー源となる場合で、第二のパターンは脂肪がおもなエネルギー源となる場合です。やせるのを目標とするときには、第二のパターンで脂肪をたくさん使うようにすることが大切です。

糖質というのは、ある一定時間に大きなエネルギーを出すことができますが、その量は多くはありません。一方の脂質は、大きなエネルギーを出すことはできませんが、多くの量を出すことができます。

強い運動をすると、短時間に大きなエネルギーが出せる糖質が主なエネルギー源になります。糖質代謝が盛んにおこなわれると、脂肪を使う脂肪代謝が抑えられる作用があります。つまり、大きな力は出せてもすぐに疲れてしまって、脂肪はあまり使われずに終わってしまうのです。

脂肪を積極的に使うには、強すぎない運動をすることがポイントになります。

walking program

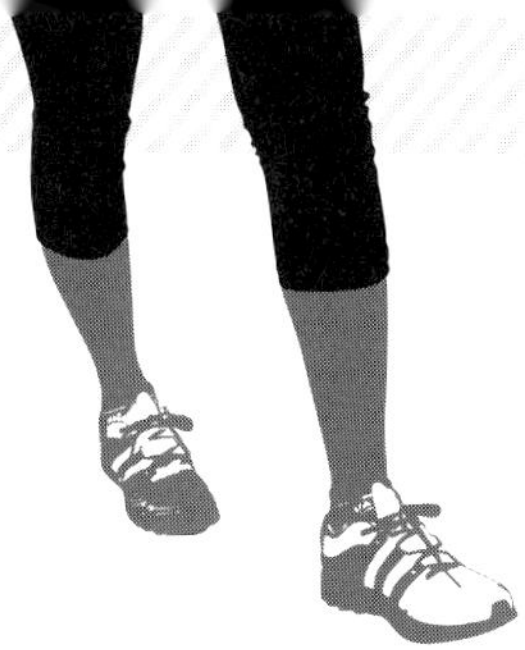

やせるためのウォーキングプログラム

歩き方	古藤式 コアストレッチウォーキング
強　度	60%
時　間	30分以上
タイミング	食後2時間30分以降
頻　度	週3回以上

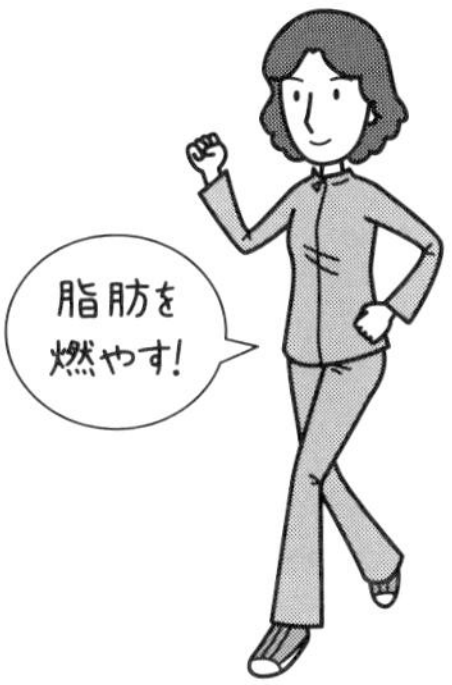

●効果的な脂肪燃焼法

脂肪を燃焼させるには、あまり激しくなく、かつ軽すぎない程度でウォーキングを長時間おこなう必要があります。ゆるやかな運動でも、その運動が始まると、まず糖質が優先的に使われます。脂質代謝では酸素を多く必要としてなおかつ立ち上がりが遅いため、脂肪を大いに使うためには15分以上継続してウォーキングをおこなわなければなりません。できたら、30分以上で1時間ぐらいはおこないたいものです。短い時間を何度もというのは、あまり効果がありません。

弱めの運動を長く継続すると、脂肪の分解が盛んにおこなわれます。さらに運動を長時間続けることの効果は、太りにくい体質になってくるということです。

自律神経失調症克服の ウォーキングプログラム

walking program

副交感神経緊張型
交互にくり返し
はじめは急ぎ足 → ペースをおとしてゆっくり歩く

交感神経緊張型
はじめはゆっくり → ペースをあげて急ぎ足 → ゆっくり歩いておわり

●自律神経失調症とは…

「自律神経失調」という症状は、交感神経と副交感神経の緊張の度合いのバランスがうまくとれなくなり、どちらかの緊張が強すぎたりあるいは緩すぎたりして、そこから神経支配を受けている心臓や血管、胃や腸などの臓器の働きがうまく適応できなくなることです。そしてこのアンバランス（不均衡）がいつも起こっていて、臓器のどれかがうまく働けなくなるのが「自律神経失調症」と呼ばれる病気なのです。

失調症には「交感神経緊張症」と「副交感神経緊張症」があり、ときにはこの二つが入り混じって現れることもあります。

●2種類のウォーキング方法

自律神経失調症の人はその「失調症」の種類を知った上で、効果の期待できるウォーキングをおこなうとよいでしょう。

①交感神経緊張型
交感神経が興奮状態になったときのことを「交感神経緊張状態」といいます。

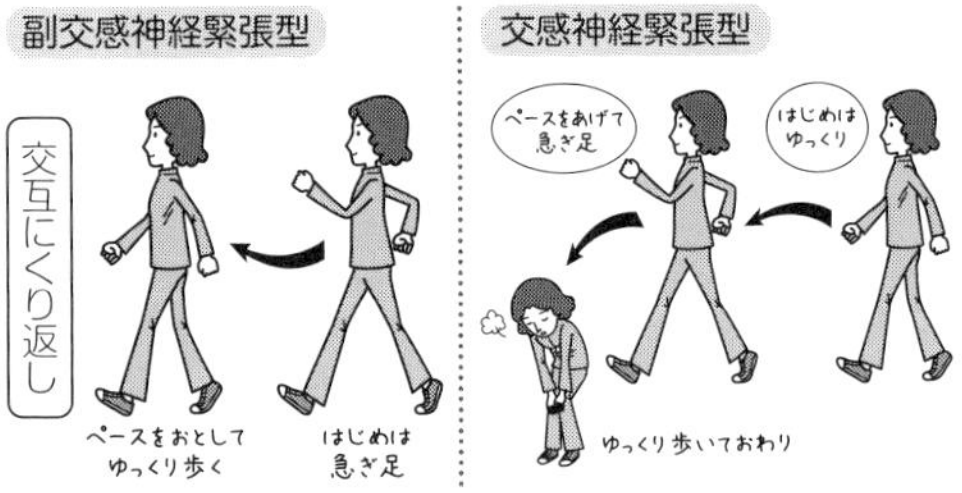

walking program

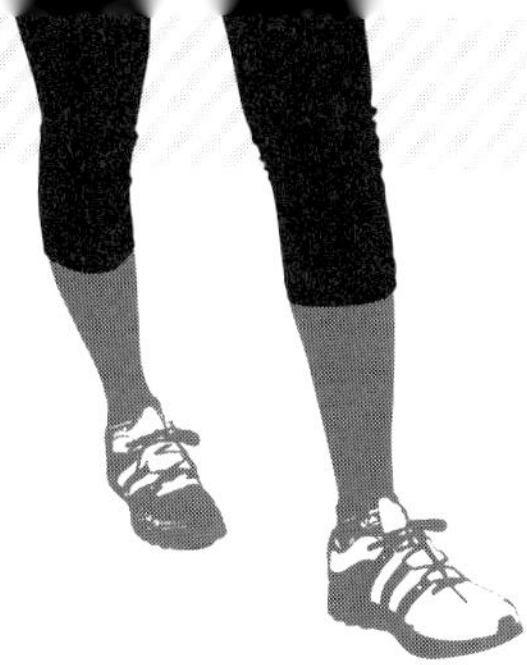

交感神経緊張型人のウォーキングプログラム

歩き方	ゆっくり歩き ➘ 古藤式 コアストレッチウォーキング ➚ ゆっくり歩き
強　度	30%→40%→50%→40%→30%
時　間	全体で30分～40分
タイミング	早朝・食後・気温の高い日など
頻　度	週3回以上

副交感神経緊張型人のウォーキングプログラム

歩き方	古藤式 コアストレッチウォーキング ➡ ゆっくり歩き（交互に繰り返す）
強　度	50%→40%→30%（繰り返す）
時　間	全体で30分～40分
タイミング	早朝・食後・気温の高い日など
頻　度	週3回以上

交感神経が興奮して心拍数が増大し血圧が上昇すると、消化機能は抑制された状態になります。

交感神経緊張型失調症の人の歩き方は高血圧症のウォーキングと同じです。最初にゆっくりと歩き始め、だんだんとペースを上げて古藤式コアウォーキングになり、その後ふたたびゆっくり歩いて終わるようにします。

②副交感神経緊張型

副交感神経は疲労や消耗を回復するのに適した状態を作る神経です。副交感神経緊張型失調症の人の歩き方は低血圧症のウォーキングと同じです。最初から古藤式コアウォーキングを始め、その後ペースを落としてゆっくりと歩きます。この歩き方を交互に繰り返します。

協会の歩み

1968年　国際高齢走者協会　西ドイツで発足
1969年　第1回国際高齢者走世界大会　オランダで開催
（以降、世界各地で毎年開催）
1971年　日本高齢走者協会　発足[会長/織田幹雄]
1972年　第1回タートルマラソン全国大会開催（以降、毎年開催）
1973年　社団法人日本タートル協会設立[厚生省所管]
1978年　第1回女子タートルマラソン全国大会開催
（日本初の女子フルマラソン大会）
1992年　第21回タートルマラソン世界大会開催
（世界20カ国から5000名が出場、日本開催は3回目）
1995年　第1回タートル健康マラソン大会（以降、毎年開催）
1998年　第1回バリアフリー大会開催
2013年　第42回タートルマラソン国際大会
兼 第16回バリアフリータートルマラソン大会

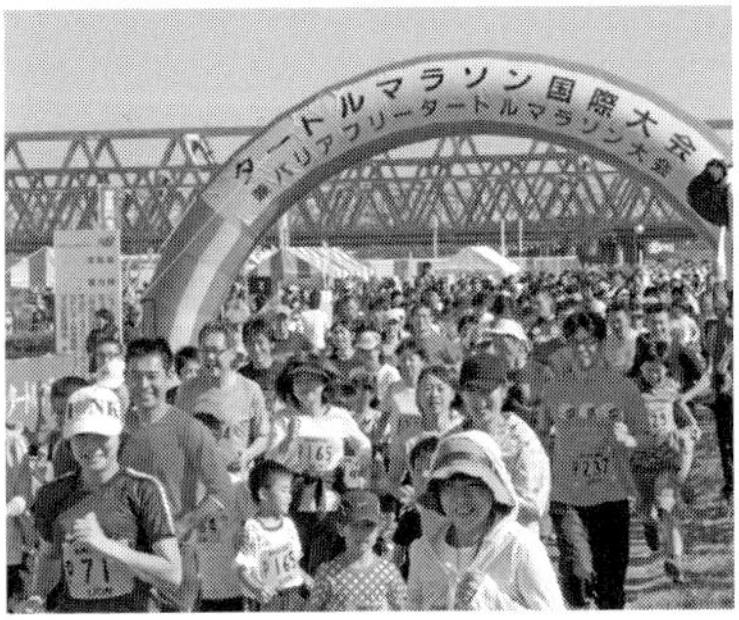

◀タートルマラソン国際大会
兼バリアフリータートルマラソン大会 ▼

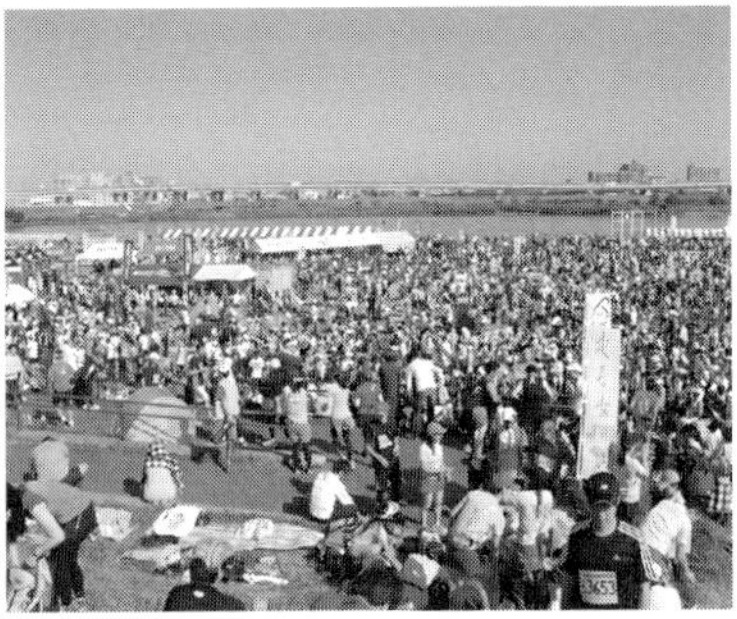

「マイペース走あなたが主役」をテーマに、毎年10月東京・荒川市民マラソンコースで開催

▶ラン&ウォーク講習会

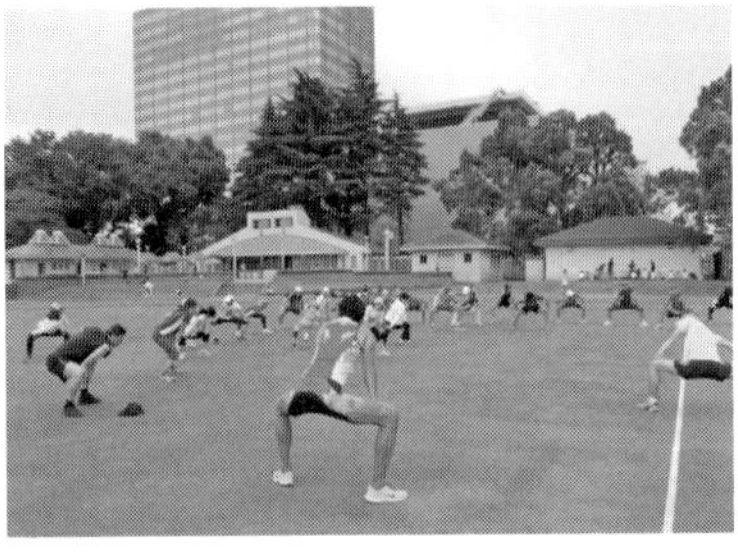

年5回程度、東京・代々木公園を中心に健康講話と実技指導を併せて開催

◀チューブ体操講習会

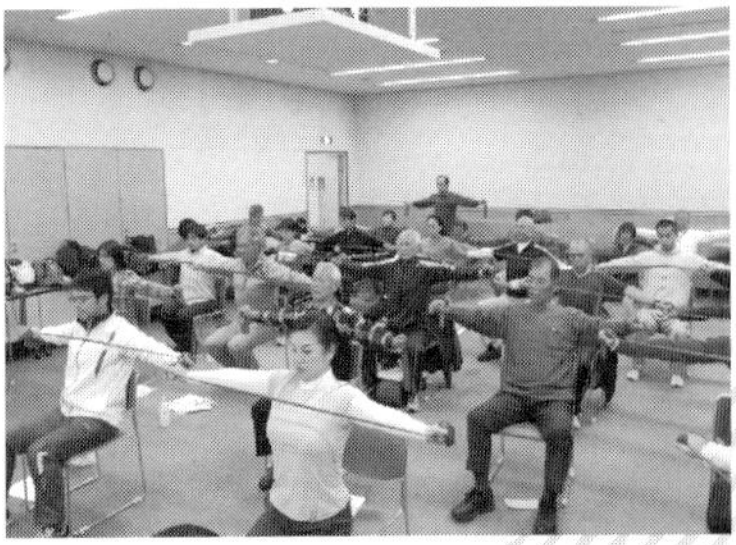

女性や高齢者でもできるやさしいチューブ体操を実施

公益社団法人
日本タートル協会（内閣府認定）

　日本タートル協会は1973年の設立から約40年あまりにわたって、中・高齢者の健康増進を目的としたスポーツ振興に努めています。1972年にスタートした「タートルマラソン全国大会」は一度も途絶えることなく、毎回数千人の健康実践者が集う恒例イベントとして定着し、2013年は1万5千人を突破しました。その間、わが国における市民マラソンブームの仕掛人として、また近年多くの注目を浴びている女子マラソンの創始者として、日本タートル協会は大切な役割を演じてきました。さらに、第27回全国大会よりバリアフリーマラソン大会を重ねて開催しています。

　健常者も障がい者も同じ時間に、同じ場所で互いの健康を確認しながら走り、歩く大会へと進化しています。こうした「健康」を目的とした市民マラソン大会の普及・発展を基盤とし、さらに中・高齢者の「生きがいづくり」という重要なテーマにも、様々なかたちで取り組んでいきたいと考えています。

日本タートル協会会長　世界タートル協会副会長
医学博士　古藤高良

■ 協会の目的

- 中・高齢者の健康保持増進
- 生きがいづくりお手伝い
- 中・高齢者・障がい者のスポーツ指導、普及
- 中・高齢者・障がい者のスポーツ医学に関する調査・研究
- 中・高齢者・障がい者のスポーツに関する国際交流

■ 活動概況

- タートルマラソン全国大会（毎年10月・東京で開催）
- タートル講習会[一般公開講座]の開催
  （ラン＆ウォーク、転倒防止、チューブ体操など）、年5回
- 2009年度より視覚障がい者向けも開催
- 月次練習会（東京・代々木公園織田フィールド他で定期開催）
- 海外マラソンツアーへの参加

公益社団法人　日本タートル協会

〒164-0011　東京都中野区中央1-43-15　VIP中野坂上606号
TEL. 03-3363-5331　FAX. 03-3366-0863　http://www.turtle.or.jp

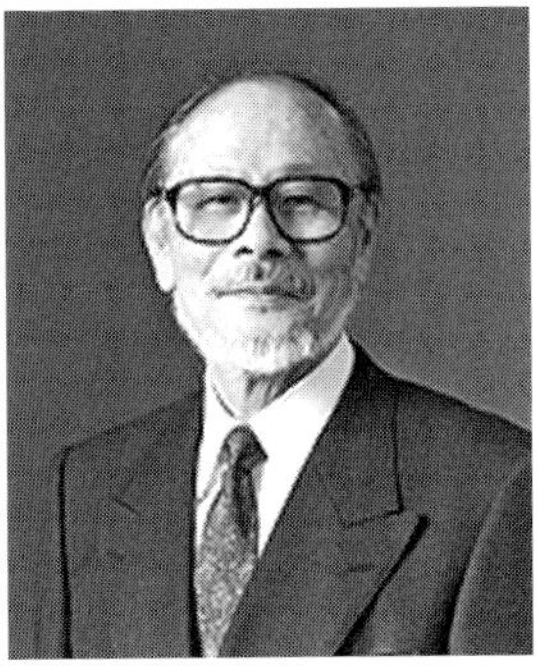

著者:古藤　高良(ことう　たかよし)

1931年福岡県生まれ。1953年東京教育大学卒業。1957年東京医科歯科大学医科学研究科修了。運動学専攻。医学博士。筑波大学名誉教授。現在、環太平洋大学短期大学部学長、(公益社団法人)日本タートル協会会長、世界タートル協会副会長、(社)産業健康振興協会常任理事、(財)日本体育学会理事、著書に「行歩曼荼羅」「スーパーウォーキング　歩いてやせる」「2本の足は二人の医者」等多数。

■著者　古藤　高良
■協力　公益社団法人　日本タートル協会(内閣府認定)
大石哲也
■カバーデザイン　鈴木明子(CROSS POINT)
■デザイン　佐藤恵美(CROSS POINT)
■撮影　株式会社ジオ
■モデル　岡野佳子
■イラスト　ナトリサクラ／石井志帆／スタジオきゅう
■編集　ビーアンドエス

歩き方とストレッチ ～アンチエイジングウォーキング～

著　者　古藤　高良
編　集　ビーアンドエス
発行者　田仲豊徳
印刷・製本　日経印刷株式会社

発行所　株式会社滋慶出版 / 土屋書店
東京都渋谷区神宮前3-42-11
TEL.03-5775-4471　FAX.03-3479-2737
http://tuchiyago.co.jp　E-mail:shop@tuchiyago.co.jp

©Jikei Shuppan Printed in Japan
落丁･乱丁は当社にてお取替えいたします。

本書内容の一部あるいはすべてを、許可なく複製（コピー）したり、スキャンおよびデジタル化等のデータファイル化することは、著作権法上での例外を除いて禁じられています。また、本書を代行業者等の第三者に依頼して電子データ化・電子書籍化することは、たとえ個人や家庭内での利用であっても、一切認められませんのでご留意ください。

この本に関するお問合せは、書名・氏名・連絡先を明記のうえ、上記のFAXまたはメールアドレスへお寄せください。なお、電話でのご質問はご遠慮くださいませ。またご質問内容につきましては「本書の正誤に関するお問合せ」のみとさせていただきます。あらかじめご了承ください。